なんとめでたいご臨終❷

最期まで家で笑って生きたいあなたへ

日本在宅ホスピス協会会長
小笠原《おがさわら》・文雄《ぶんゆう》

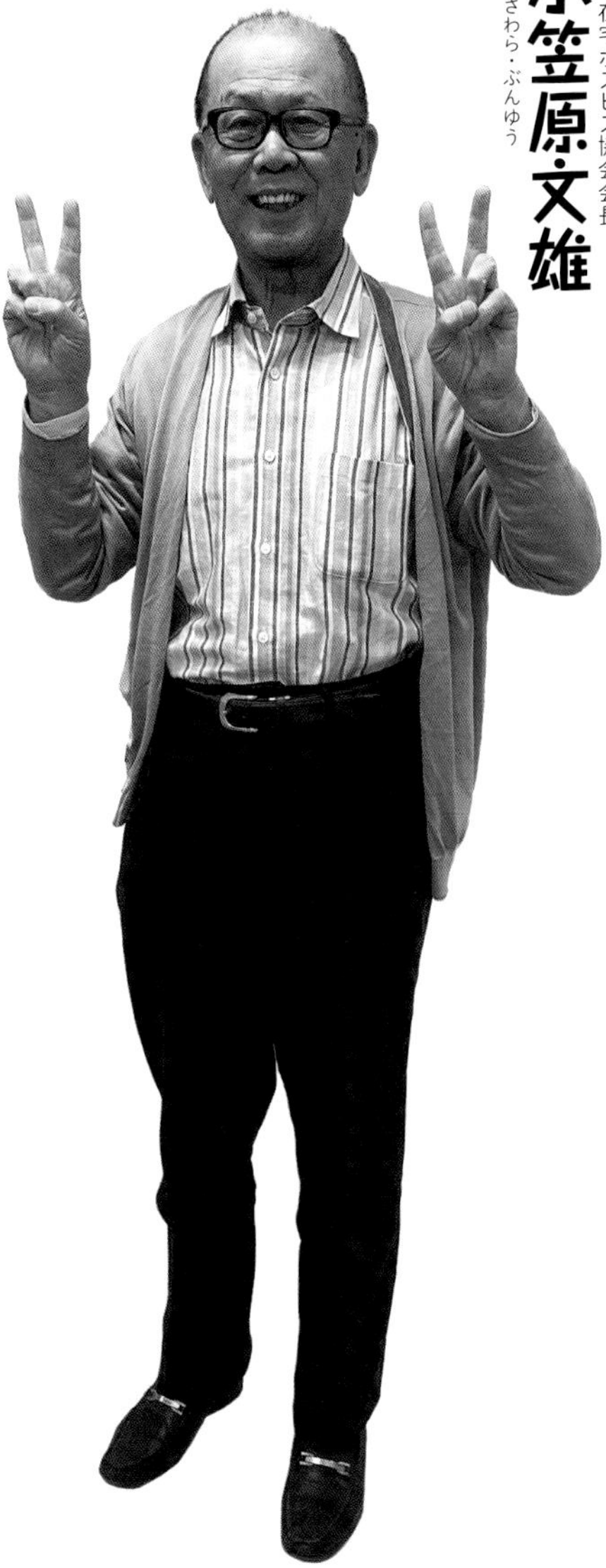

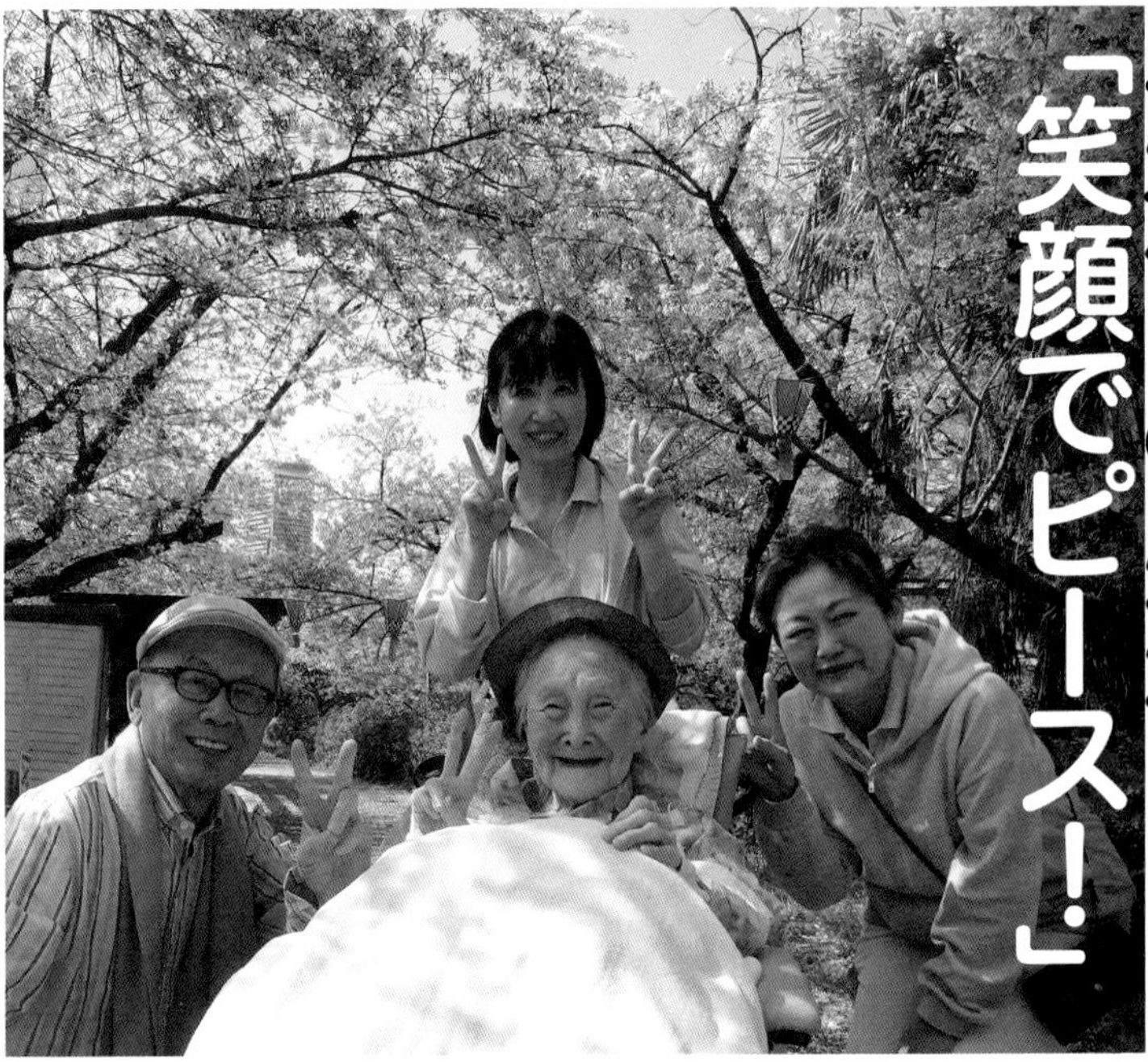

だから「みんなで笑顔でピース！」

桜に負けない「まっちゃん」の笑顔。

写真中央に写るまっちゃんは、2022年9月にNHK BS1で放送された「おひとりさまでも、家で死ねますか？」に登場した一人暮らしの患者さんです。入院していたまっちゃんが、「退院させないなら死ぬ！」と言って緊急退院してから5年。「先生と私は、一生お友達だよ」そう話すまっちゃんは、今日も家で笑って暮らしています。

本書には、まっちゃんのように家に帰って笑顔になった患者さんのエピソードがたくさん登場します。ぜひ皆さんも本書を読んで、笑顔になって頂けましたら幸いです。

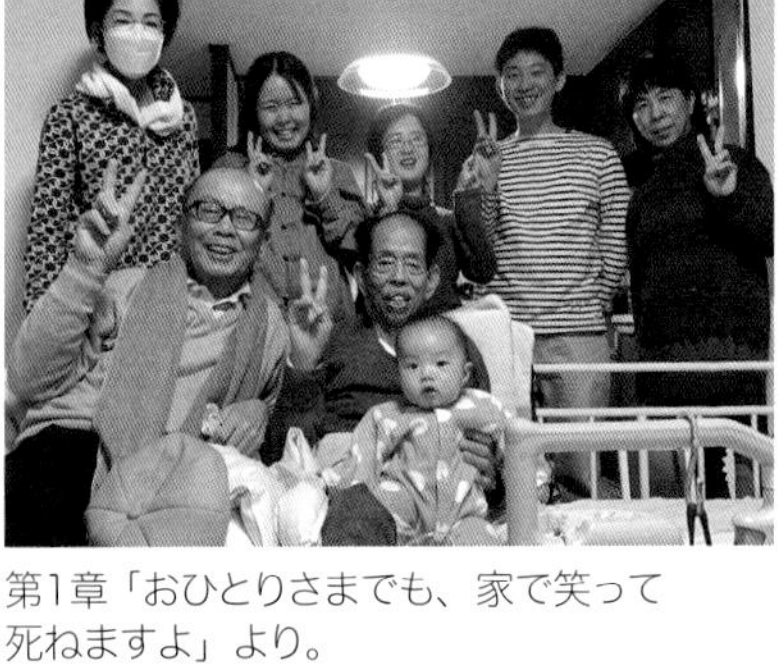

第1章「おひとりさまでも、家で笑って死ねますよ」より。

なんとめでたいご臨終❷

最期まで家で笑って生きたいあなたへ

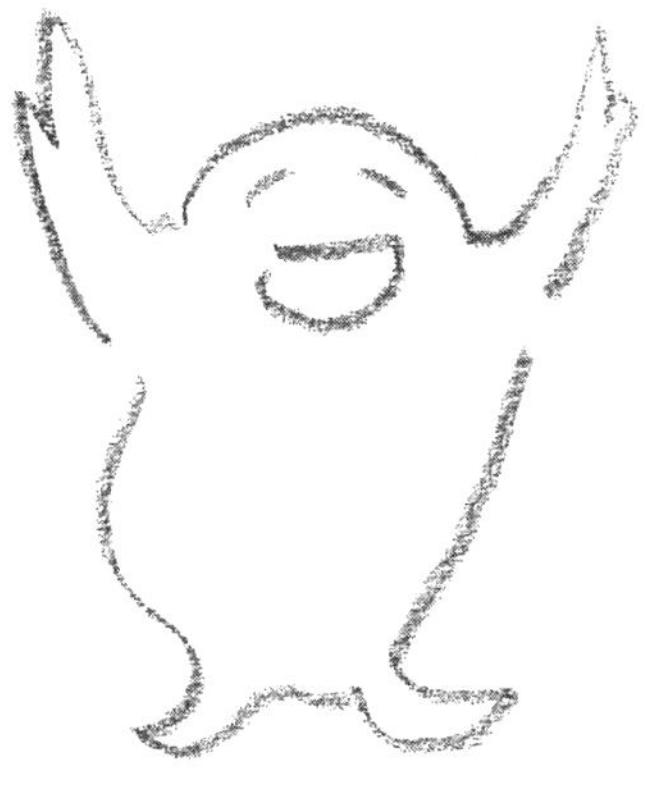

はじめに

「入院中、ベッドから動くこともできず、必死に痛みを堪《こら》え、ただ窓の外を眺め、寂しそうな顔をしていた母。

そんな母に笑顔が戻ったのは、退院を許可してくれた病院の先生と、在宅医療を引き受けてくれた小笠原先生、そして、一生懸命お世話をしてくれたチームの皆さんのおかげです。

家に帰ってからの母は、毎朝、窓が明るくなると、『あぁ、日が昇ったね。今日も私は生きとるねぇ』と笑顔を見せてくれました。

『逝《い》く時は、誰かそばにいてほしい』

その願いどおり、私に抱きかかえられながら、母は穏やかに旅立ちました。

葬儀の日は、雲一つない晴天でした。そんな日に、母を父のもとへ送り出せて、私はとても幸せです」

これは、小笠原内科で在宅医療を受け、旅立たれた患者さんの娘さんが、私に送ってくれた手紙です。

手紙を読んで、私は心が暖かくなりました。

在宅医になってから33年、私が在宅医療で看取《みと》った患者さんは約1800人、一人暮らしの患者さんは120人を超えました。多くの患者さんが、「住み慣れた家で、最期まで笑って暮らしたい」という願いを叶《かな》え、旅立たれています。

私は、名古屋大学医学部を卒業してから小笠原内科を開業するまでの16年間、主に公立病院で働いていました。循環器の医師として臨終の場面に立ち会うことも多く、そのたびに〝死とは辛いもの〟だと感じていました。

しかし、在宅医療に携《たずさ》わるうちに、「最期の生き方は自分で選べる」こと、「住み慣れた家で、最期まで笑って暮らせる」ことを知りました。

そして経験を重ねるうちに、「在宅ホスピス緩和ケア」という理想の在宅医療を見つけたのです。

在宅ホスピス緩和ケアとは、

「朗らかに生きて、清らかに旅立ち、笑顔で見送ってもらえる在宅医療」

ここで言う〝清らかな旅立ち〟とは、煩悩が消えて透き通るような心身で旅立つことです。

「ここにいたい」と願うところで、最期まで朗らかに生きることができた時、このような旅立ちができると私は感じています。


病院では苦しんでいた患者さんが、家に帰ると笑顔になる。

このことに気づいた私は、一人でも多くの人に伝えるために、さまざまな啓発活動を行ってきました。

その一つが、2017年に出版した『なんとめでたいご臨終』（小学館）です。

その中で私は、「一人暮らしでも、がんになっても、お金がなくても、最期まで家で暮らせる」ことを伝えました。

するとそのエピソードの数々が反響を呼び、中国・台湾・韓国でも発売されました。多くの人に在宅医療の良さを知ってもらうことができたと嬉しく思っています。

しかし一方では、「介護が大変」とか「お金がかかる」など、在宅医療に不安を感じている人もまだまだ多く、啓発活動の不十分さを痛感しています。

また、「在宅医療を受けたけど、最期まで苦しんでいた」とか「家に帰らせてあげられなかった」といった後悔の声を耳にすることもあり、在宅医療の質に差が生まれ、しかもそれが広がっている現状に危機感を募らせています。

在宅医療の良さは、ただ家にいられることではなく、家で朗らかに暮らせることです。

一人として同じ患者さんはいません。家族関係や生活環境、経済状況、そして願いも一人一人違います。だからこそ、

「最期の願いを叶えてくれる在宅医療チームを選んでほしい」

「在宅ホスピス緩和ケアができるチームが増えてほしい」

そんな思いを抱きながら啓発活動を続けてきた私は、２０２０年、思いがけず「ヘルシー・ソサエティ賞」を賜《たまわ》りました。

この賞は、より健やかな社会を築くことに貢献し、努力し続ける人に贈られるそうですが、たくさんの仲間と共に頂いたと思っています。
そして、在宅医療の素晴らしさを教えてくれた患者さんやご家族のおかげです。

質の高い在宅医療なら、
・痛みや苦しみが取れて、朗らかに過ごせます
・一人暮らしでも、安心して家で暮らせます
・自由と癒やしがあって、生きがいを感じることもできます
・家族が介護をしなくてもいいので、迷惑をかけません
・入院するよりもお金がかかりません
・心不全を悪化させることなく、暮らすことができます
そして、
・最期まで住み慣れた家で暮らしたいという願いが叶います

これからの私が社会に貢献できることは、こんなに素晴らしい医療があること

を多くの人に伝えること、後進の育成に力を注ぐことです。そして、それが恩返しになると信じ、もう一度筆を執ることにしました。

本書では、私が経験した新しいエピソードや在宅医の選び方、在宅ホスピス緩和ケアを叶える方法や急増している心不全の在宅医療、前著を読んでくださった読者から寄せられた質問に対しての回答などを5章構成でお伝えしています。

人には必ず死が訪れます。
だからこそ、笑って生きて、笑って死にたい。
この本には希望が詰まっています。

この本を読み終えた時、「在宅医療」への不安が消え、一人でも多くの人が、暖かい最期を迎えられるように願いを込めて……。

在宅ホスピス医　小笠原文雄

※「在宅医療」とは、自分の力で通院できなくなった人が家や施設で医療を受けることです。
※この本では、患者さんのお名前を仮名にしています。
※病名は、在宅医療を始めた時のものです。
※この本では、支え合う多職種（医療・看護・介護など）のことを「チーム」と表現しています。
※私が院長をしている診療所は、正式名称を「小笠原内科・岐阜在宅ケアクリニック」と言いますが、この本では「小笠原内科」と記載しています。
※「前著」とは、私が２０１７年に出版した『なんとめでたいご臨終』（小学館）のことです。
※私は、心や身体全体で感じる時には「暖かい」という漢字を、手足など身体の一部が何かに触れて感じる時には「温かい」という漢字を使っています。
※「ラジオ番組」とは、私が２００８年1月からボランティアで出演している『小笠原先生のあんきに元気に生きよまい』（岐阜ラジオ放送）のことです。

なんとめでたいご臨終❷

最期まで家で笑って生きたいあなたへ　目次

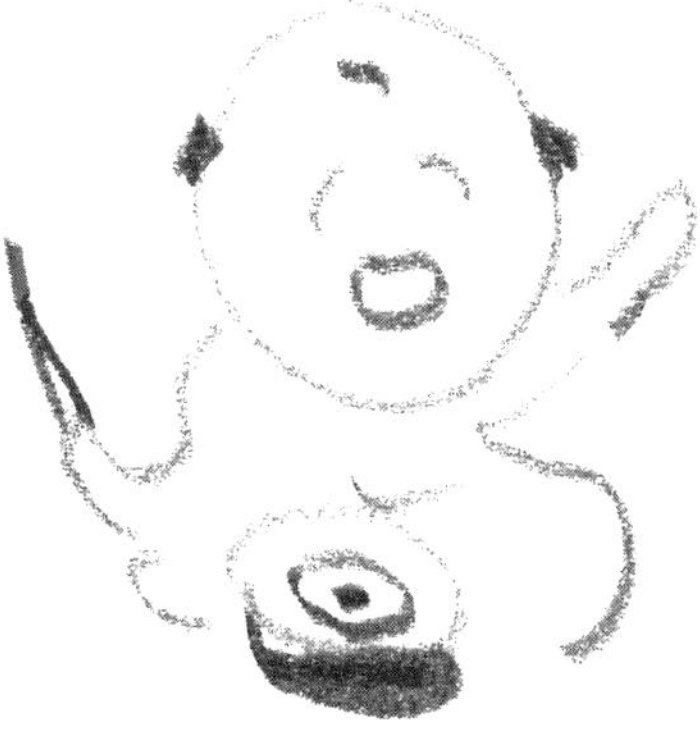

第5章 「未来に希望を」と願うあなたへ

カバー装丁・イラスト／南伸坊
本文デザイン／篠塚明夫

第1章

「介護をしなくてもいい在宅医療」を望むあなたへ

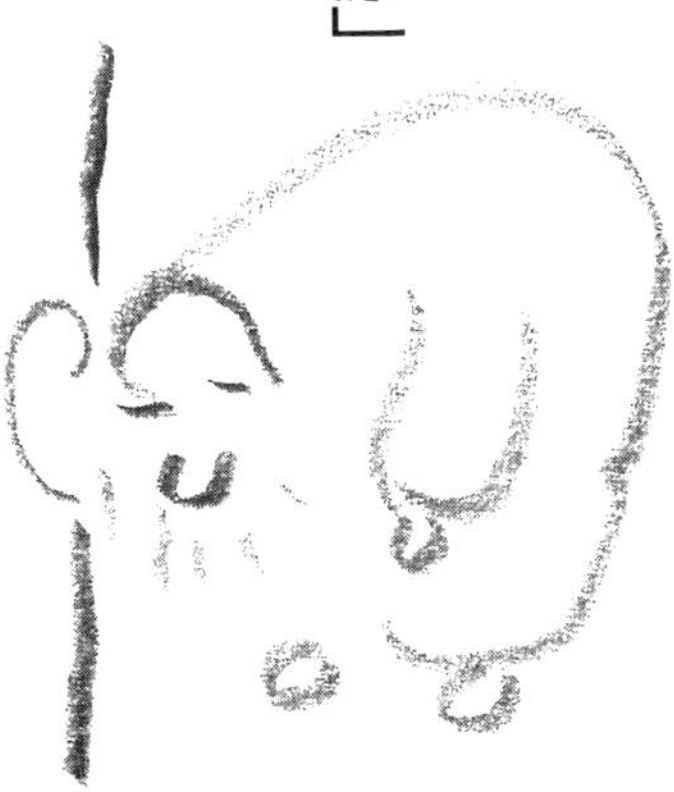

おひとりさまでも、家で笑って死ねますよ

65歳以上の一人暮らしは全国に約700万人。2025年には、国民の3人に1人が65歳以上になると言われています。

そんな中、人生の最期に〝在宅医療〟を選ぶ人が増えています。

「最期まで住み慣れた家で、笑って生きて笑って死にたい」

最初は、在宅医療で願いを叶えた小池さんのお話です。

- 小池さん（81歳・男性）、余命3か月
- 病名……直腸がん（末期）、胆のうがん、多発肝転移、脳梗塞、心不全、難聴
- 同居の家族……なし（一人暮らし）

２０２１年7月、小池さんが小笠原内科を訪ねてきました。おぼつかない足取りで診察室に入ってきた小池さんは、私に病院の紹介状を手渡しました。紹介状には次のように書かれていました。

「末期がんで余命3か月。これからは痛みや苦しみも出てくると思われます。ご本人は一人暮らしですが、家で過ごしたいと希望しているので小笠原内科を紹介しました」

小池さんは、不安そうな表情で私を見ていました。

相談外来に来る患者さんやご家族は、多かれ少なかれ不安を抱えているので、私は〝笑顔で帰ってもらおう〟という気持ちで向き合っています。

私は小池さんに、ゆっくりと笑顔で話しかけました。

「最期まで家にいたいんだね。大丈夫だよ」

すると小池さんは、か細い声で言いました。

「先生、わしは身内が妹しかおらんのや。死ぬまで家にいたいけど、妹に迷惑をかけたくない。そうかといって、わしはアパートに一人暮らし。一人ではどうにもならんと思ってなあ……」

私は小池さんの手を握り、もう一度、「大丈夫だよ」と言いました。

「一人暮らしでも、ほとんどの人が最期まで家で暮らしているよ」

「本当か!?　でもなぁ……。痛みがあると眠れんから、夜は不安だよ」

心配そうに尋ねる小池さんに、私はこう伝えました。

「大丈夫！　夜眠れない時は、〝夜間セデーション〟という方法があるよ。夜はぐっすり眠れて、朝になると薬の力が切れて目が覚めるから、身体のリズムも整うよ」

「へえ、そんな方法があるんですか！」

「うん！　それにね、痛みや苦しみは医療用麻薬の〝モルヒネ〟で取れるからね。麻薬と言っても医療用で安全に作られているから心配することはないよ。不安な時や困った時は電話をすれば、訪問看護師さんが24時間３６５日、いつでも来てくれるからね」

「でも、わしは難聴だから、電話の声が聴き取りにくくてなあ……」

「言葉が聴き取りにくい時や声が出せないくらい辛い時は、〝タッチパネル式テレビ電話〟を使うといいよ。指でボタンを押すだけでコールセンターにつながるからね。テレビ電話だからお互いの表情が見えるし、必要があれば訪問看護ステーションにも連絡がいくからね」

「それは安心だ」

「それから食事や洗濯、おむつ交換はヘルパーさんがやってくれるし、安否確認をしてほしいなら巡回型のヘルパーさんを頼むこともできるよ」

「救急車に電話してもいいのかい？」

「そうだねぇ。小池さんは救急車を呼ばないほうがいいと思うよ。誤解している人が多いけど、救急車を呼ぶのは延命治療を望むっていう意思表示だからね。どんな手段を使ってでも生きたい人ならいいけど、そうでない人が呼んでしまうと『家で死にたい』っていう願いが叶わなくなることもあるよ」

「それはあかん！　わしは家で死にたいんだから」

「大丈夫、何も心配いらないよ」

私がそう言うと、小池さんはやっと安心したようです。

「先生、最期まで頼むね。それはそうと、明日は長野県に住んでいる妹がうちに来てくれるから、先生も来てくれんか？」

「もちろん行くよ。明日、みんなで話しましょう」

そう笑顔で答えると、小池さんも嬉しそうに微笑み、来た時とは別人のように、軽い足取りで帰っていきました。

翌日、訪問看護師と一緒に小池さんの家に行くと、妹さんが来ていました。

「先生、兄から余命3か月と聞かされて飛んできました。兄は一人暮らしなのに、このまま家にいても大丈夫でしょうか?」

「大丈夫だよ」と私は答えましたが、小池さんは難聴で一人暮らし、近くに頼れる人もいません。妹さんが心配になるのは当然でしょう。妹さんは、

「でも、長野から岐阜までは遠いから、すぐに来ることができません」

と不安そうに言うので、私は笑顔で答えました。

「妹さんが来なくても、僕たちがちゃんと支えるから心配いらないよ」

「本当ですか?」

「うん、それに医療保険と介護保険を使えば、訪問看護師さんやヘルパーさんが入れ替わりで来てくれるしね。介護保険はまだ使わないと思うけど、申請も僕た

ちに任せてくれれば大丈夫だから」

大きく頷《うなず》く小池さんとは対照的に、妹さんは不安そうです。

「そうなんですか。でも、兄も私も難聴だから、電話で兄の様子を知るのが難しいんです。様子がわからないと心配です」

「それも大丈夫だよ。小笠原内科の在宅医療はね、『ＴＨＰ＋《ティーエイチピープラス》』っていうアプリを使っているの。そこには患者さんの情報をすべて載せているから、電話ができなくても、小池さんの様子が手に取るようにわかるよ。

患者さんが許可した人にはＩＤとパスワードを教えることになっているから、あとから教えるね。こんな感じだよ」

私はポケットからスマートフォンを取り出すと、小池さんと妹さんに「ＴＨＰ＋」の画面を見せました。二人は画面をのぞき込んでいます。

「あれ、わしの情報がもう入っているのか。早いなあ」

「岐阜まで来なくても兄の様子がわかるなら安心です！」

感心している二人に私は、こんなことも説明しました。

「在宅医療はね、お医者さんや訪問看護師さん、リハビリの先生、薬剤師さん、歯医者さんや歯科衛生士さん、ケアマネジャーさん、管理栄養士さんやヘルパーさんとか、たくさんの人が関わるからね。横の連携をスムーズに取ることがとっても大事なの。『THP+』はそのためにも使われているよ」

「それなら、ますます安心ですね」

と妹さん。

「うん！　だから妹さんは、長野県で『THP+』を見ていれば心配ないよ。それにね、暮らしたいところで過ごしていると、寿命が延びる人もいるんだよ。家ならテレビもお風呂もたばこも自由。お酒だって飲めるんだから」

「えっ！　ビールを飲んでもいいの？」

小池さんが驚いたように声を上げました。

「もちろんだよ。ここは小池さんの家なんだから、誰も止めないよ。好きなことをしていいんだよ」

するど、小池さんの目がパッと輝きました。

それを見た訪問看護師は、私の耳元で一言二言ささやくと部屋を出ていき、しばらくして戻ってきました。

なんと訪問看護師の手には、缶ビールがありました。小池さんの視線は、ビールにくぎ付けです。

その訪問看護師は「ＴＨＰ（トータル・ヘルス・プランナー）」という資格を持っていて、患者さんが最期まで家で朗らかに過ごせるよう、あらゆる方面に気を配ることができます。

「末期がんなのに、お酒を飲んでいいなんて……」

と、妹さんは驚きを隠せない様子です。

「人生は山あり谷ありだけど、楽しいことをするのが一番ですよ」

訪問看護師はビールを配りながら、そう答えました。

「よーし、みんなで乾杯だ。かんぱーい！」

私のかけ声で乾杯です。

小池さんはゴクゴクと、お酒の弱い私はチビチビと飲みました。妹さんはちょっぴり頬が赤くなっています。だんだんと、部屋の空気も暖かくなっていきました。

妹さんはビールを飲みながら、素直な気持ちを明かしてくれました。

「先生、兄から余命3か月だと聞いて、どんな顔をして会えばいいのかと、やり切れない思いでここに来ました」

「そうだよね」

「本当は、兄を長野へ連れて帰ろうと思っていたんです。でも、兄がここにいたいと言うなら、その願いを叶えてあげたほうがいいんでしょうか？」

「そうだねぇ。心配する気持ちはわかるけど、お兄さんの人生だからね。**あなたが安心するためにお兄さんに我慢を強いるのか、あなたは遠くから見守ることしかできないけど、お兄さんが好きなように生きるのがいいのか、考えてみたらいいんじゃない？**」

その会話を聞いていた小池さんは、ビールを飲む手を止めて、妹さんの目をじっと見つめました。すると、妹さんは小さく頷きました。

「わかりました。兄の人生ですから。最期は好きなように生きてほしいです」

その言葉を聞いた小池さんは、少し目を潤ませながら言いました。

「ありがとう。わしは最期まで家にいたい。小笠原先生がなんでもやってくれるから心配しなくていいよ。それに、ここにいれば毎朝、喫茶店に行けるからね。

常連客とおしゃべりするのが、退院後の楽しみだったんだ」

「毎朝、喫茶店に行くの？　いいねぇ」

私がそう言うと、小池さんはピースサイン。

「そう。散歩にもなるしね。常連客と話していると楽しくて、あっという間にお昼になっちゃうんだよ」

「いいじゃない。あっ、でも転ばないように気をつけてね。転ぶと骨が折れちゃうからね。骨が折れると、骨・が・折・れ・る」

「えっ？」

「わっはっは」

妹さんはきょとんとしていましたが、小池さんにはダジャレが通じたようです。

私がダジャレや冗談を言うのは元々の性格ということもありますが、それだけではありません。患者さんにとって医師は緊張する存在です。死が迫っている人にとってはなおさらです。だから私は、少しでも緊張がほぐれるようにユーモアを交えて会話をしたり、白衣ではなく明るめの私服を着たりしています。

すると、私のダジャレになのか、三人のやりとりになのかはわかりませんが、訪問看護師はクスッと笑い、そして小池さんに尋ねました。

「小池さん、困っていることや気になっていることはありませんか？」

「そうだなぁ、愛車が気になるよ。1週間前に中古車屋さんに売ったけど、まだ残ってるって聞いたんだ。40年も一緒にいたからなあ」

「40年!? すごいねえ。だったら今度、その車を見に行こうよ」

私は、そう約束をしました。

生きがいを見つけることも、「在宅ホスピス緩和ケア」のコツです。


ところが数日後、訪問看護師がいつものように訪ねると、小池さんは元気がありませんでした。どうやら長時間トイレにいたようです。

「今朝、喫茶店から帰ってきて温泉卵を食べたら、急にお腹《なか》が痛くなって。薬を飲んだら少し良くなったけど、こんなことは初めてだ」

「そうだったんですね」

「それに喫茶店まで8分もかかったんだ。いつもなら3分で行けるのに……。〝もうここには来られなくなるんだなぁ〟と思ったら、無性に寂しくなってね。

今日は、喫茶店のマスターや常連客にお別れの挨拶をしてきたよ」

訪問看護師は、小池さんの背中を優しくさすりながら、語りかけました。

「小池さん、これからはいろんなことができなくなるかもしれませんね。ヘルパーさんに来てもらったり、介護用品をレンタルしたりすることもあるかもしれないので、今のうちに介護保険を申請しておきましょう。

それから、小池さんは耳が聞こえにくいのでタッチパネル式テレビ電話を使いましょうか。何かあればサポートセンターから私たちに連絡が来るので、安心してくださいね」

小池さんは小さく頷きました。


その話を聞いた私は、担当の訪問看護師と一緒に小池さんを訪ねました。

「やあ小池さん、車は見に行けそう？」

「先生、ちょっと無理そうですわ。よく考えたら、覚悟して手放したんだし、車の写真もあるから、寂しくなったらそれを見るよ」

しょんぼりしている小池さんに私は、

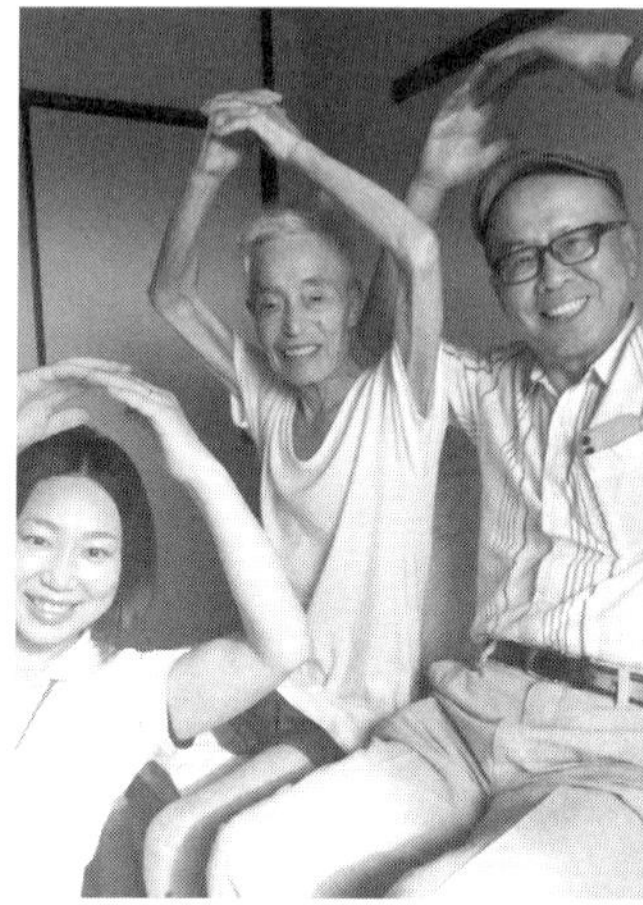
旅立ちの７日前。訪問看護師と著者とあくび体操をして、笑顔の小池さん（写真中央）。

「まぁ、仕方がないよね。気分が落ち込んだ時は『あ〜あ』と大きな声を出して、手を高く伸ばすといいよ。あくび体操って言うんだよ」

そう言って手本を見せました（２２６ページで詳しく説明しています）。

それから三人で輪になって「わっはっは」と笑い合うと、小池さんはピースサイン。

「あー、気持ちよかった。大声を出したのは久しぶりだ。すっきりしたよ」

その後、喫茶店に行けなくなった小池さんは、訪問看護師やヘルパーとのおしゃべりが楽しみになっていったようです。

ある日の夕方、小池さんは訪問看護師にこんな話をしたそうです。

「そこに写真があるやろ？　母親に抱っこされてる赤ん坊は、このわしや」

訪問看護師は写真を手に取って「優しそうなお母さんですね」と言いました。

「そうだろう？　母親は優しい人で、いつも褒めてくれたんだ。わしは子どものころ、音楽やスポーツが大好きでなあ」

「どんな音楽がお好きなんですか？」

「音楽はなんでも好きだけど、耳が遠くなってからはテレビを観るようになったよ。スポーツ番組なら音がなくても楽しめるからね。テレビを観ながら冷えたビールを飲むのが、至福の時間だよ」

「わぁ、いいですね。でも、ビールを飲むとトイレが近くなりませんか？」

「そうなんだよねえ。トイレに行く回数が増えるから疲れるんだ。でも、こうやって点滴をしてもらうと楽になるから助かるよ」

小池さんは、微笑みました。

「そうそう、今日のお昼はケアマネジャーさんと一緒に温泉卵を作って食べたんだよ。二人で食べたから、いつもよりおいしかったなあ」

「それはよかったですね」

「喫茶店に行けなくなった時には楽しみがなくなったと思ったけど、毎日いろんな人が来てくれるから、喫茶店よりもにぎやかだよ」

この日、小池さんはおしゃべりが止まりませんでした。

診察が数分で終わる病院と違って、このように患者さんと医療従事者がじっくり話す時間を持てることも、在宅医療のいいところです。

特に訪問看護師は、病気だけでなく生活全般を見て、患者さんにとって何が必要かを考えています。柔らかい雰囲気を持っている人が多いので、医師には話さないようなことも話してもらえることがあります。やがて深い信頼関係が生まれ、心のケアにもつながっていきます。

このようなことから私は、訪問看護師が在宅医療の立役者だと思っています。

「今夜もテレビを観ながら、ビールでも飲もうかな」

「トイレに行って疲れた時は、夜中でもいいので訪問看護ステーションに電話をしてくださいね。苦しくて声が出せなくても、着信があればすぐに訪問しますからね」

そう伝え、訪問看護師は帰っていきましたが、その日の夜、小池さんから呼ばれることはありませんでした。

翌日の夕方、担当の訪問看護師が訪ねると、小池さんはベッドで大の字になって寝ていました。訪問看護師が来たことに気づくと、小池さんは目を覚まし、

「おお。のどが渇いたから、冷蔵庫からお茶を出してくれ」

と言って起き上がりました。渡されたお茶を一気に飲み干すと、眠気が覚めたようです。

「ああ、おいしい」

「小池さん、今日も少しだけ点滴をしますね」

「助かるよ。点滴が終わったら、お粥《かゆ》を食べながらビールを飲もうと思う」

「小池さんは本当にビールがお好きですね」

「大好きだよ。入院中は飲めなかったから、今は最高だ」

小池さんは笑いながら言いました。

「そういえば、明日は妹さんが来てくれますね」

すると、小池さんの顔がパッと明るくなりました。

「そうなんだよ。妹には苦労かけて申し訳ないよ」

「明日は、小池さんが思っていることをなんでも話しましょうね」


翌日、小池さんの願いをみんなで共有するための話し合いをしました。この話し合いを「ACP（アドバンス・ケア・プランニング。別名・人生会議）」と呼びます。

「ACP」には、小池さん、妹さん、THP、訪問看護師、ケアマネジャー、私が参加し、小池さんの希望を確認し合って、次の9つのことが決まりました。

①最期まで家にいる
②妹には迷惑をかけない
③急変しても、妹は駆けつけなくていい
④救急車は呼ばない
⑤財産は妹に渡す

⑥ できることは自分でやる
⑦ タッチパネル式テレビ電話をこのまま利用する
⑧ 定期的に巡回してくれるヘルパーを頼む
⑨ 直葬《ちょくそう》（火葬式）をする

死を意識した時、何を思い、何を願うかは人それぞれです。最期を家族に看取《みと》ってほしいと思う人もいれば、一人で旅立ちたいと思う人もいます。気持ちが変わる人もいます。だからこそ、ＡＣＰを繰り返し行うことが大切です。

数日後、小池さんは清らかに旅立たれました。小池さんを看取ったのは、担当の訪問看護師でした。彼女がその時の様子を話してくれました。
「私が訪問すると、小池さんはいつものように『やあ』と手を上げて、『お茶が飲みたい』と言いました。スポンジにお茶を含ませて飲ませてあげると、『ありがとう』と微笑んでくれました。その後、会話をしていると、ゆっくりと呼吸が浅くなっていきました」

住み慣れた家で、心の通う訪問看護師に看取られた小池さん。きっと穏やかで暖かい最期だっただろう、と私は思いました。

小池さんが亡くなった後のことです。

「ACP」で確認した小池さんの願いは、「妹さんは駆けつけなくていい」ということと、「直葬を希望する」ということでした。

直葬とは、ご遺体を亡くなった場所からそのまま火葬場に運ぶことです。火葬するための手続きには、届出人として親族か医師の直筆のサインが必要です。

小池さんの親族は、妹さんただ一人。そこで私がサインをし、直葬をしようとしましたが……。

翌日は「友引」で火葬場はお休みでした。直葬ができないのでやむを得ず、葬儀屋さんにご遺体を運ぶことになりました。

でも、火葬が1日延びたおかげで妹さんは小池さんと会うことができました。

「兄から届いた最後のメールは、『なにくわたいもねる』でした。なんのことだろうと思っていたけど、『何も食えない。もう寝る』だったのかもしれません。

私に心配をかけまいと、死ぬ前日までメールをしてくれたんです」

そう話してくれた妹さんに、私も小池さんの思いを伝えました。

「小池さんは、あなたのことをいつも気にかけていたし、『家にいたい』という願いを叶えてくれたことにも、感謝していたよ」

「それならよかったです。私は何もしてあげられなかったけど、大好きな訪問看護師さんがそばで看取ってくれたと聞いて安心しました。皆さんのおかげで、すべてが兄の願いどおりになって……。最期まで大好きなビールが飲めて、きっと兄は幸せだったと思います」


在宅医療では、お酒を飲んでも、たばこを吸ってもいいのです。仕事もできるし、旅行に行くこともできるし、ペットと暮らすこともできます。

好きなところで、好きなことをして過ごすから、生きる気力が湧いて、力がみなぎり、心が暖かくなって、穏やかに旅立てるのでしょう。

小池さん、そちらでも、ビールを飲んでいますか？

2022年9月4日、小笠原内科の在宅医療チームに密着したドキュメンタリー番組、『おひとりさまでも、家で死ねますか?』(NHK・BS1)が放送されました。全国に一人暮らしをしている65歳以上の人が700万人もいるという現実の中、一人暮らしでも最期まで家で過ごし、暖かい死が迎えられるという事実にたくさんの人が驚いたようです。

100分の長編番組は大きな反響を呼び、第60回ギャラクシー賞「奨励賞」を受賞しました。ギャラクシー賞とは、日本の放送文化の質の向上を願ってNPO法人「放送批評懇談会」によって1963年に創設された歴史ある賞です。

この受賞は、〝最期の生き方〟について多くの人が関心を持っている表れでしょう。なお、この番組は「NHKオンデマンド」で観ることができます(2023年2月現在)。

これは、番組に登場した患者の一人、永田さん(89歳・男性)のお話です。

2021年6月、通っている病院の主治医から余命2か月と宣告された永田さんは、「最期まで家にいたい」と希望されました。

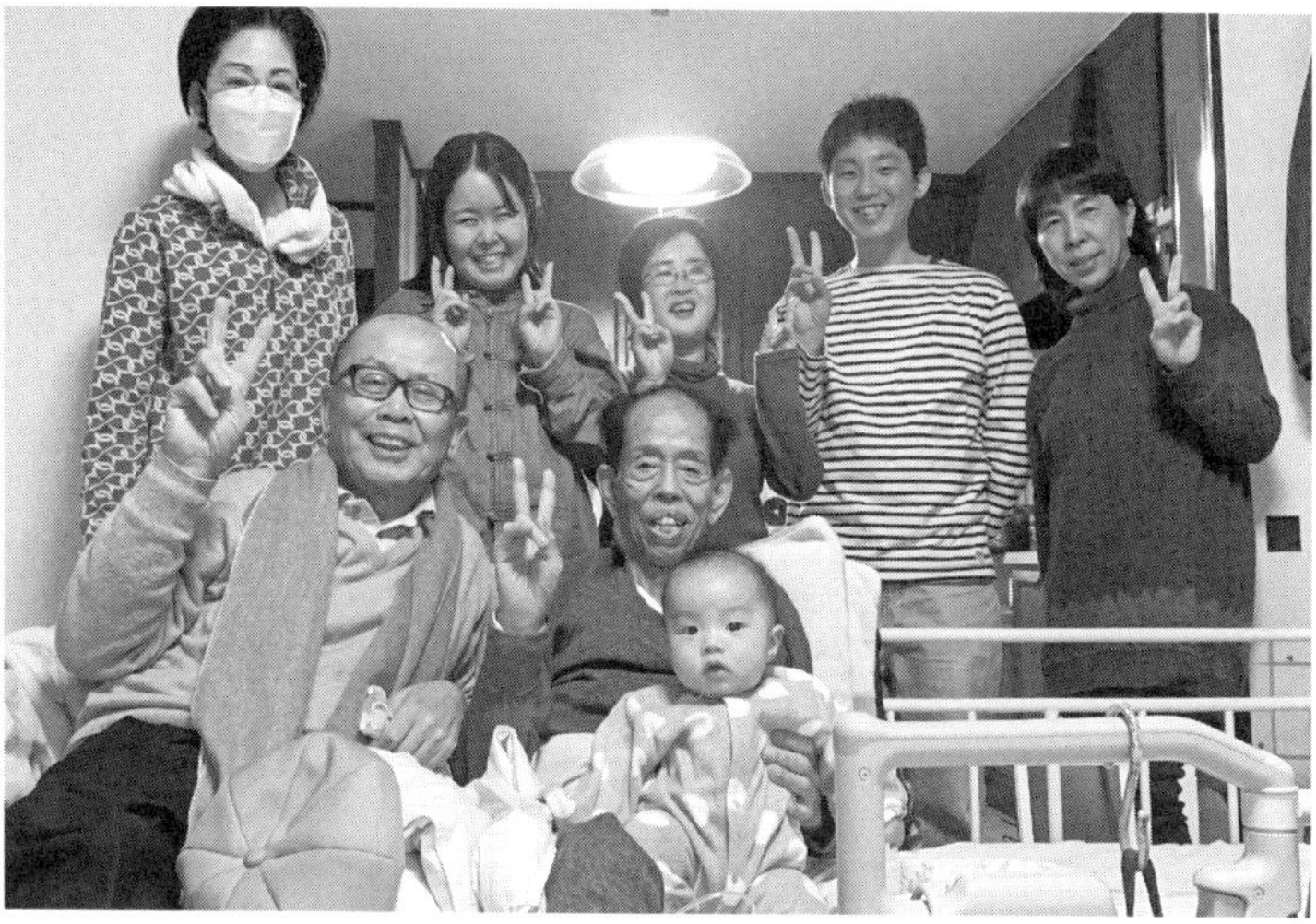

ACPの４日後、晴れやかな表情の永田さん（写真中央）。ひ孫を抱っこしながら、娘さんやお孫さんたちと〝笑顔でピース〟！

二人の娘さんは、「母は病院で亡くなったし、私たちも家庭があるから介護はできないし……」と心配しながらも、父親の強い思いに押されて了承しました。

在宅医療を始めて2か月もすると、永田さんの表情は明るくなっていました。

「先生、病院に通っている時は苦しくて辛かったよ」

永田さんはそう言って笑うと、今度は庭を眺めて言いました。

「あの山茶花《さざんか》は長女が生まれた時に、金《きん》木犀《もくせい》は次女が生まれた時に植えたんだ。妻と一緒に苗木を買いに行ってね……」

そんなふうに穏やかに過ごしていましたが、7か月目のことです。いつものように訪問看護師が訪ねると、奥さんの遺影が飾られた仏壇に手を合わせていた永田さんが突然、「娘たちには迷惑をかけたくない」と涙をこぼしたのです。

すぐに私は「ACP（人生会議）」を行い、永田さんの思いを確認しました。

「これ以上迷惑をかける前に死なないかんと思いながらも、生きている貴《とうと》い時間を大事にしようとも思うんです」

娘たちに迷惑をかけずに残りの人生を全うしたい。その思いを娘さんたちも在宅医療チームもしっかりと受けとめました。

ACPによって胸のつかえが取れた永田さんは、残りの人生を朗らかに過ごすことができました。そして在宅医療を始めてから10か月後の2022年4月、娘さんたちが見守る中、穏やかに旅立たれました。

その2か月後、永田さんの長女が、私にこんな話をしてくれました。

「病院に通っているのに、咳《せき》が止まらず、体重が20kgも落ちて苦しんでいる父を見て、お盆までもたないかもしれないと覚悟しました。

『最期まで家にいたい』と言われた時は、一人暮らしだからと心配でした。

でも在宅医療を選んだおかげで、植木の手入れをしたり、仏壇に手を合わせた

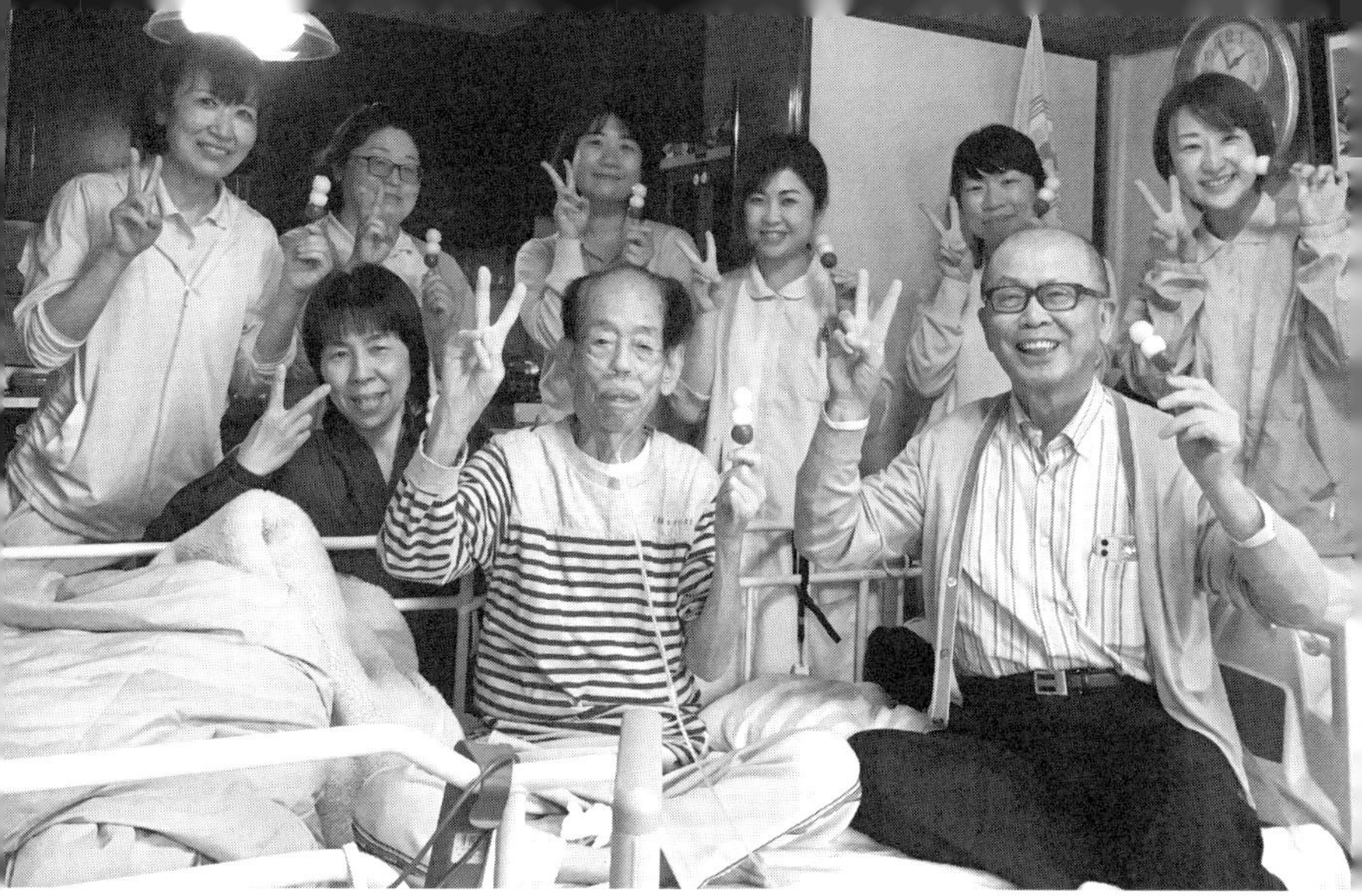

旅立ちの22日前、お花見団子を手にピースをする永田さん。娘さんと小笠原内科の在宅医療チームも〝笑顔でピース〟！

り、ひ孫に会えたり、好きなことができてよかったです」

9月に放送された番組の中で、長女は清々しい表情でインタビューに答えていました。

「父が何か言いたげな感じだったので聞き出そうとしたけど、言葉にならない様子でした。私が、『もう大丈夫だから。家のことも私たちのことも何も心配しなくていいから。お父さん、もう力抜いていいんだよ』と話しかけると、急に私と妹の手を取って『ありがとう』と言ってくれたんです。その言葉は、はっきりと聞き取れました。嬉しかったですね」

さらに、永田さんの最期の様子について

も話していました。

「父の最期は、苦しむ様子もなく、あまりにも自然で、信じられないほど穏やかで、私もしばらく呆然としてしまいました。（我に返った時、）心の底から〝よかったな〟って思えました。幸せを感じながら旅立ってくれたと思います」

私はその話を聞いて、再び胸にこみ上げてくるものがありました。

一人暮らしの患者さんが「最期まで家にいたい」と希望した時、反対されるご家族に私がかける言葉があります。

「人生は一度きりです。家族の都合よりも本人の願いを優先してあげることが、後悔しないコツですよ。本人の願いが叶うと、『希望死・満足死・納得死』ができますからね。在宅医療を受けると笑顔で長生きされる方もいらっしゃるので、ご家族もよかったと思われることが多いんですよ」

第1章ではこのように、在宅医療なら一人暮らしでも最期まで家で暮らせることと、家族が介護をしなくてもいいこと、患者さんも家族も笑顔になれることなどをお伝えします。

コラム

「ＡＣＰ（人生会議）」は願いを叶える合言葉

「ＡＣＰ」とは患者さんがどう生きたいかを知り、その願いが叶うように話し合いをすることで、私はいつもこんなふうに説明しています。

「ＡＣＰはね、患者さんにとっては『Ａ（ああしてほしい）・Ｃ（こうしてほしい）・Ｐ（プランを上手に立ててほしいな〜）』、家族や医療従事者にとっては『Ａ（ああしてあげたい）・Ｃ（こうしてあげたい）・Ｐ（プランはどう立てればいいのかな〜）』という心のこもった合言葉だよ。

ＡＣＰに参加するのは、患者さんが『願いを伝えておきたい』と思う人だよ。家族、医師、訪問看護師、歯科医師、薬剤師、療法士、管理栄養士、ケアマネジャー、介護職、福祉用具専門員、ボランティアさんとかね。一人暮らしの人なら何か問題があった時にすぐ対応してもらえるように、民生委員さんや町内会長さん、役所の人に来てもらってもいいね。親戚やお友達を呼ぶ人もいるよ。

願いが途中で変わってもいいよ。そのために何度でも行うんだからね」

私がたくさんの人を呼んでACPを行う理由は、最期の願いを叶えてあげたい、最期に苦しんでほしくない、という思いからです。

以前、「最期まで家にいたい」という願いを親族に伝えていなかったために救急車を呼ばれ、延命治療を受けた末に病院でそのまま亡くなった人がいました。

延命治療の一つでもある心臓マッサージは、胸の3分の1が沈むほど深く強く圧迫するので、肋骨がボキボキと折れます。激痛の中で死ぬか、助かったとしても痛みの中で生きていくことになります。

また、人工呼吸器はとても苦しいので、外そうとして暴れる患者さんが手足を縛られることもあります。私の患者さんは病院で人工呼吸器をつけられた時、声も出せず、ただ涙を流し、苦しんでいました。病室で見たその姿に、胸が締めつけられる思いがしたことを今でも覚えています。

そのような経験から、家族や親族の中に在宅医療を反対する人がいる時はACPに連れてきてもらうようにしています。そして反対する理由をじっくり聞き、メリットやデメリット、起こりうる悲劇などを話します。

結論が出なかった時は、時間をおいて再びACPを行ったり、私の著書を読んでもらったりします。そうすると、ほぼ全員の納得がいく結論が出ます。

知らないことや初めてのことに不安を感じるのは当然です。在宅医療は家族に負担がかかるとか、孤独死させるとか、お金がかかるなどのイメージがあるかもしれませんが、どんな些細《ささい》なことでも相談してほしいと思います。

ここで、小笠原内科が実践している「ACP」を紹介します。

【願いを叶えるACPの6か条】

①家族の意見をとりまとめる人（キーパーソン）が、必ず参加する
②患者さんに関わる人はできる限り参加する
③何度も繰り返して行う
④参加できなかった人にも内容を伝える
⑤延命措置を希望しない人は意思表示の書面（DNAR）を作っておく
⑥本心が話せる環境を作る（周りが答えを誘導しない、体調がいい時に行う、信頼関係ができている訪問看護師が必ず立ち会うなど）

患者さんの願いを叶えるためには、願いを知ることから始まる。このことを覚えておいてほしいと思います。

「帰りたいけど、家には受験生の息子がいるんです」

相談外来をしていると、「家族に迷惑をかけたくないから」とか、「家族で介護はできないから」という理由で、在宅医療を躊躇《ちゅうちょ》する人が多いと感じます。

ここでは、家族が介護をしなくても在宅医療を受けられることをお伝えします。

● 清水さん（40代・女性）、余命3か月
● 病名……乳がん（末期）、肺転移、肝転移、骨転移、呼吸不全
● 同居の家族……夫、息子（受験生）

10月のある日、とある病院の看護師から電話がかかってきました。

「小笠原先生、患者さんが苦しくて一睡もできないそうです。当院の医師も手を尽くしていますが、苦しみが取れなくて困っています。なんとかなりませんか」

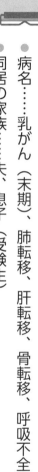

「じゃあご主人に、僕の相談外来に来てもらうように伝えてください」

私はそう伝え、電話を切りました。そうした事例は決して珍しくありません。病院で取れない痛みが家で取れる理由については後述していますので、このまま読み進めていただくとしましょう。


翌日、清水さんのご主人が小笠原内科にやって来ました。

「妻は毎日苦しんでいるんです！ 主治医にどれだけ頼んでも状況が変わりません。かわいそうで見ていられなかったので、たまらず看護師さんに相談したら小笠原内科を紹介されました。先生ならなんとかしてくれるんですか⁉」

ご主人は診察室に入ってくるなり、早口でまくし立てました。あまりの剣幕に、診察室は緊張感に包まれました。

「それはご主人も奥さんも辛いよね。でも大丈夫。今までにもそういう患者さんをたくさん受け入れてきたから、何も心配いらないよ」

「それは、妻も在宅医療をするということですか？ 余命が3か月だから病院に見捨てられたのでしょうか？」

矢継ぎ早に尋ねるご主人に、私は静かに答えました。

「違うよ。病院の看護師さんは、家に帰って在宅医療を受けたら苦しみが取れるかもしれないと思ったんだよ」

「病院でも苦しみが取れないのに、ですか!?」

「そうだよ。病院で苦しんでいた人が、家に帰って笑顔に変わったのを僕はたくさん見てきたからね」

「どうして家だと苦しみが取れるんですか？」

「家は、身も心も空気さえも暖かくしてくれる癒やしの空間だからかなぁ。癒やしには痛みや苦しみを和らげる効果があるからね。懐かしい匂いと自由な暮らし、家族とのつながり。だから心が暖かくなるんだと思うよ」

「……」

「ご主人は、家にいるだけで癒やされるとか自由に過ごせて嬉しいなんて、あまり感じないでしょう？　それはご主人が健康で、家で暮らすことが当たり前だからですよ。**でもね、人生の終わりに臨む人にとって癒やしや自由は、心が暖かくなるために大切なんですよ。病室のような無機質な空間で痛みや苦しみが取れな**

いのは、そこに大切なものが欠けているからだと思うよ」

ご主人は考え込んでいる様子だったので、私はそのまま続けました。

「それに、このまま病院にいても苦しみが続くだけだよ。苦しみを取ってあげたいんでしょう？　奥さんが希望するなら、退院させたら？」

「だけど私は毎日仕事で帰りが遅いし、一人息子は受験生で勉強があります。退院しても、誰も妻の世話はできません。無理ですよ」

ご主人がそう言うので、私は頷きながら答えました。

「家族は何もしなくていいですよ。安心してください」

「え……？」

「だって、一人暮らしの患者さんでも最期まで家にいられるんだから」

「でも……」

まだ半信半疑のご主人に対して私はその後、〝家族が何もしなくても、最期まで家で暮らせる方法〟を2時間以上かけて説明しました。その内容は、本章のコラム「介護の負担を減らす10か条」（74ページ）で紹介しているので、そちらをご参照ください。

説明を終えると、私はこう伝えました。

「そういえば、息子さんは受験生だよね？　奥さんの余命は3か月。受験が終わるまで生きられないかもしれないから、家族みんなにとって、悔いが残らないように過ごせるといいよね」

「えっ……。たしかにこれまで妻の本音を聞いたことがありませんでした。先生、明日、妻の病室に来てもらえますか？」

私が頷くと、ご主人はホッとした顔で帰っていきました。それを見て私は少し安心しました。なぜなら、家族の安心は患者さんの笑顔につながるからです。


翌日、病室を訪ねると、清水さんが身体を丸め、ベッドに寝ていました。

「こんにちは。調子はどうですか？」

私が話しかけると、清水さんは眉間にシワを寄せて、苦しそうに答えました。

「呼吸が苦しくて起き上がることもできません。昨夜も一睡もできなくて……」

「それは辛いよね。ところで、息子さんには会えているの？」

「しばらく会えていないけど、家で勉強してくれたほうがいいんです」

「そうなんだね。ところで、清水さん自身は家には帰りたいの？」

「もちろん帰りたいです。でも、夜も全然眠れないんです」

「苦しみや不安があると眠れないよね。僕はね、これまでにたくさんの患者さんを診てきたけど、一つ気がついたことがあるんだよ」

「なんですか？」

「それは、〝寝る子は育つ〟ということだよ。ぐっすり眠ると不安が取れる。寝ることで安心が訪れるんだよ。だから、ちゃんと眠れている人はけっこう長生きすることが多いんだよね」

「やっぱり眠ることはいいんですね。私は薬を飲んでも眠れないんです」

「それは、ここが病院という環境だからじゃないかな。病院は闘うところだから心が休まらないんだよ。でも家ならどう？　安心できるところで緩和ケアを受けていると、痛みや苦しみが取れることが多いよ」

「本当ですか？　でも、私が家にいると息子は気が散ると思うし、夫は仕事で帰りも遅いから……」

「大丈夫！　家に帰っても誰にも迷惑はかけないし、清水さんが笑顔に変わったら、家族もきっと安心すると思うよ」

清水さんは考え込んでいましたが、しばらくすると絞り出すような声で言いました。

「やっぱり不安です……」

在宅医療は、実際には家族が何もしなくていいのですが、説明だけでは理解してもらえないこともあります。

そこで私は、違う方法でアプローチしてみることにしました。

「じゃあ、一日だけ家に帰るっていうのはどう？　家に帰ってみて、やっぱりだめだと思ったら、すぐに病院に戻ればいいんだから」

「それって、一時外泊ですか？」

「外泊だと僕たちは治療ができないから、とりあえずは退院という形になるけど、外泊ぐらいの軽い気持ちでいいよ」

私がそう話すと、「じゃあ一泊だけ……」とようやく受け入れてくれました。

私が主治医に緊急退院をお願いすると、清水さんは翌日すぐに退院できることになりました。そこで、「退院前にソル・メドロールの注射をしてほしい」ということもお願いしました。ソル・メドロールは、活力と元気を与えるステロイドホルモンのことです（１３１ページで詳しく説明しています）。

次の日、清水さんが帰宅する時間に合わせて初回往診に行くと、清水さんはベッドで横になっていました。ご主人はそばで見守っています。

ベッドの脇には酸素吸入器が置いてあります。清水さんは末期の乳がんなので、息苦しさを和らげるために酸素療法をしているのです。

私は診察を終えると、酸素吸入器を指差しながら清水さんに言いました。

「まずは、酸素の量を減らしてみようか」

「えっ、減らして大丈夫ですか？」

「大丈夫だよ。むしろ、減らしたほうが楽になると思うよ。苦しいところにさらに酸素を与えると、頭がさえて余計に苦しく感じるからね。酸素が多すぎるのはよくないんだよ」

「私の酸素はたしか４ℓ《リットル》ですよね。量が間違っていたんですか？」

「間違いというか、教科書の数値に合わせるのが正しいと思っているお医者さんもいるからね。でも、大切なのは患者さんの状態に合わせて量を調整することだよ。SpO_2（酸素飽和度）が下がっていて４ℓの酸素が必要な人もいるけど、清水さんには多すぎると思うよ」

　清水さんはご主人と顔を見合わせました。

「もちろん苦しみの原因は酸素だけじゃないと思うけどね。**家族に会えない寂しさや病院という孤独な空間も、苦しみを助長することがあるから。**それに、清水さんは息子さんのことが心配なんじゃない？」

「そうなんです。受験生なのに何もしてあげられないことが申し訳なくて……。息子の受験が終わるまでは生きていたいという気持ちと、この苦しみから解放されたいという気持ちで、毎日が辛いんです」

「じゃあ、まずは苦しみを取ろうよ。酸素を減らすと言っても少しずつだから心配いらないよ。今日は酸素を０・５ℓ減らすけど、ソル・メドロールを注射して、医療用麻薬のモルヒネを増やすからね。きっと楽になれるよ」

「先生、それで本当に妻の苦しみは取れるんですか？」

　それまで黙って話を聞いていたご主人が、初めて口を開きました。

「取れますよ。でも苦しくなるようなことがあれば、すぐに訪問看護ステーションに電話してね。せっかく家に帰ってきたんだから、今日は家族三人でゆっくりお話ができるといいね。明日もまた来るからね」

私は二人にそう伝え、清水さんの家を後にしました。


翌日、私が訪ねると、清水さんの表情は少し明るくなっていました。

「先生、昨夜は久しぶりにぐっすりと眠れました」

「それはよかったね。苦しくない？」

「はい、とっても楽です。だからもう一日、家にいてもいいですか？」

その言葉を聞いて、私は嬉しくなりました。


その後は様子を見ながら０・５ℓずつ酸素の量を減らしていきました。すると清水さんは調子が良くなっていき、退院してから３か月後には、とうとう酸素療法をやめることができたのです。

冬休みに入ったある日のことです。

「あれ？　今日も息子さんはいないんだね。なかなか会えないねぇ」

私がそう尋ねると、清水さんは、

「そうなんです。先生や看護師さん、ヘルパーさんが毎日来てくれるし、私の調子がとってもいいから、今日も塾に行っているんですよ」

と嬉しそうに話してくれました。


年が明けて数日後、私が訪ねると、玄関にしめ飾りが飾ってありました。

「先生、あけましておめでとうございます。お正月を迎えられたなんて信じられないです」

「よかったねぇ。おせち料理は食べた？」

「はい、家族で食べました。とってもおいしくて食べすぎたみたいです」

「みんなで食べるとおいしいよね。僕は今朝、お餅を3つ食べてきたよ」

「3つも!?　私も元気になって、息子の受験まで生きたいです」

「うん、生きがいには寿命を延ばす効果もあると思うよ。今年はもっと好きなことをして過ごせるといいね」

「久しぶりにピアノが弾きたいな」

清水さんは、ピアノを弾く仕草をしながら微笑んでいました。

笑う門《かど》には福来《きた》る。

そのためにも痛みや苦しみを取ることが一番大切だと、私は考えています。


雪が散らつく2月のことでした。私が訪ねると、清水さんは黙っています。

「どうしたの？」と尋ねると、驚くべき言葉が返ってきました。

「先生、私、入院します」

「えっ!?　どうして？」

「だって息子は、来月受験なんです。私が家にいたら勉強に集中できないんじゃないかって……。息子の邪魔だけはしたくありません」

「う〜ん。気持ちはわかるけど、病院に戻ったら息子さんは心配しないかなぁ」

「えっ、どうしてですか？」

「だって清水さん、病院では苦しんでいたんでしょう。でも今は笑顔。だったら病院か家、どっちにいると息子さんは安心できるのかなぁ？」

清水さんはうつむき、黙り込んでしまいました。

在宅医療をしていると、患者さんの人生を左右するような大事な場面に立ち会うことがあります。最後になるであろう入院の話が出た時や告知をする時です。そんな時、私は患者さんの息が整うのを待ち、時機をうかがいます。

そして患者さんが本心を打ち明ける気持ち、余命と向き合う気持ちになれるようにその場の空気を作り、相手の呼吸や表情から本心を感じ取るのです。

本心を打ち明けにくい相手がその場にいるとか、心が定まっていないと感じた時には、手を握りながらさりげなく脈拍を測ったり、日をあらためたりして時間をかけます。決して急《せ》かしたりはしません。

生き方を支えるはずの在宅医が大事な局面を見誤ると、患者さんやご家族が悔やむ結果になることがあるからです。

私は黙って様子を見ていました。すると、

「私、やっぱり家にいます」

清水さんは顔を上げてきっぱり言いました。

それ以来、清水さんは「入院する」と言わなくなりました。

迎えた3月。残念ながら息子さんは受験に失敗し、浪人することになりましたが、清水さんは「来年も見届けたいです」と、力強く話してくれました。

このころ清水さんは、病院で宣告された余命を過ぎていて、がんによる痛みを訴えることがありました。そこで医療用麻薬のモルヒネを2倍に増やすと、痛みが取れました。

ある日のことです。私が訪問すると、家の外までピアノの音色が聞こえてきました。ピアノが置いてあるリビングの窓ガラスをコンコンと叩くと、清水さんが私に気づいて玄関のドアを開けてくれました。

「ピアノ、上手だねぇ。誰の曲？」

「モーツァルトですよ」

清水さんは少し照れくさそうに笑っていました。

何をしても痛みが取れず、病室で苦しんでいたのが嘘のように、家で朗らかに過ごす姿を見て、痛みや苦しみを取ることが患者さんにとっていかに大切なのかをあらためて感じました。


退院してから2回目のお正月を迎えたある日のこと、

「先生、今年もお正月を迎えられました！　あとは受験がうまくいけば……」

清水さんはそう言って、祈るような仕草をしました。私も同じ気持ちでした。

そして再び迎えた3月。いつものように訪問すると、

「先生、合格しました！」

清水さんが、嬉しそうに報告してくれたのです。

「受かったの!?　よかったねぇ！」

二人で喜びの握手を交わすと、清水さんは涙を拭《ぬぐ》っていました。


4月になると、息子さんは下宿をするために家を出ていきました。ご主人は仕事が多忙で、ほとんど家にはいません。

清水さんは一人では外出できませんが、家でテレビを観たり、料理をしたり、訪問看護師やヘルパーとおしゃべりをしたりと、自由に過ごしていました。

7月、清水さんはとうとう寝たきりになりました。歩けなくなると数日で亡くなる人も多いので、そろそろかなぁと考えながら訪ねたある日のことです。

清水さんの表情は明るく、生き生きとしています。

「あれ？　今日はなんだか嬉しそうだね」

「夏休みだから、今日、息子が帰ってくるんです」

「そう、それはよかったねぇ」

「はい！　待ち遠しいです！」


その日、清水さんを囲んで夕食を取りながら会話を楽しんだ後、それぞれの部屋へ戻って眠りについたそうです。

深夜、ご主人がトイレに行った後で清水さんの様子を見に行くと、清水さんは穏やかな表情で旅立たれていました。

まるで見計らったように、三人が揃ったその日に旅立たれたことに、ご主人も息子さんも驚いていました。

私は、〝家族三人で最期の時を過ごせてよかったな〟と思いました。

患者さんが一人でいる時に旅立たれると、「死に目に会えなかった」とか「一人で死なせてしまった」と悔やまれる人がいますが、悔やむことはありません。亡くなった本人は死ぬところを見られたくないと思っていたのかもしれないし、家族の泣く姿を見たくないと思っていたのかもしれないからです。

死の瞬間に立ち会えるかどうかより、生きている時に暖かい気持ちで支えてあげるほうが大切です。たとえば、楽しくおしゃべりをしたり、患者さんが好きなものを作ってあげたり、無理せずできる範囲のことでいいのです。

そして旅立ちの時は、本人に任せればいいと思います。

私はこれまでに一人暮らしの患者さんを120人以上看取りましたが、そのうち、8割以上の人が誰かといる時に旅立たれています。

中には、「一人でいる時に死にたい」と希望していた人も4人いました。その人たちは全員が希望どおり、一人でいる時に旅立たれています。

私は、9歳の時に得度《とくど》を受けて僧侶になり、檀家《だんか》参りをしていました。

開業医になってからは木曜日の葬儀は私が務め、それ以外の日は住職をしている父が務めていました。しかし、私が55歳のころ、父が倒れたのです。そこで、木曜日以外は近所のお寺さんに頼むことにしました。

その後、父が亡くなり、59歳で住職を引き継いだ後も、私は木曜日に葬儀を務めていました。すると、檀家さんの葬儀が木曜日に集中したのです。

私は文雄《ぶんゆう》という名前なので、檀家さんからは〝文《ぶん》ちゃん〟と呼ばれています。ある日のこと、一人の檀家さんが私の妻にこう話したそうです。

「みんな、文ちゃんに葬儀をしてほしいから、木曜に合わせているんだよ」

〝そんなばかな〟と思いながら過去2年間に亡くなられた21人を調べてみると、木曜日の葬儀がなんと5割もあったのです。

これらの「いのちの不思議さ」を考えるご縁をいただいた私は、「人は旅立つ時を選ぶ」と考えるようになりました。

目に見えない「いのち」が旅立つ時を選んでいると思えてならないのです。科学ではわからないことがたくさんあります。

「いのち」とは、本当に不思議なものですね。

家族が介護をしたいなら

在宅医療は家族が介護をしなくてもいいことはお伝えしました。しかし、「家族が介護をしないといけない」という固定観念を持たれている人がまだまだ多いようです。そのことが、「最期まで家にいたい」という患者さんの願いと、「家に帰らせてあげたい」という家族の願いを叶える妨げになっている気がします。

とはいえ、介護を希望されるなら、もちろんしていただいて構いません。

今回は、実際に家族が介護を頑張ったケースを紹介します。

●森さん（70歳・男性）、余命2週間
●病名……胃がん（末期）、がん性腹膜炎
●同居の家族……妻

ある日のこと、森さんは家のトイレで倒れてしまいました。慌《あわ》てて救急車を呼ぼうとする母親を、帰省していた息子さんが止めました。息子さんは救急救命士なので、呼吸状態や血圧、脈拍などから判断し、森さんをベッドに寝かせて一晩様子を見ることにしたのです。

翌日、息子さんが相談外来にやって来ました。

「先生、父は末期の胃がんです。先日退院しましたが、体調が良くありません」

「そうなの？　家に帰ると元気になる人のほうが多いんだけどねぇ」

「通院しなくていいように、腹水を８ℓも抜いてもらったからでしょうか」

「うーん、抜きすぎると衰弱することもあるからね」

「そうですか。実は昨夜、父が倒れました。苦しい延命治療はさせたくないと思って救急車は呼びませんでしたが、今朝も調子が悪そうです。入院していた病院までは30㎞もあって通院は難しいと思うし、余命が２週間なので在宅医療も考えたほうがいいと思って相談に来ました。どうしたらいいでしょうか？」

「救急車を呼ばなかったのは賢明な判断だったね。ご家族はどうしたいの？」

私が尋ねると、息子さんは迷わず言いました。

「これからは、家でのんびり過ごしてほしいと思っています」

「お父さんもそう言ってるの？」

「実は告知をしていないんです。だから入院して治療をしたいって……」

「お父さんが最期まで病気と闘いたいなら治療を続けてもいいと思うけど、余命2週間の人が治療をしても苦しむだけだからねぇ」

「でも、父から希望を奪いたくないんです」

「告知は、本人にとっても家族にとっても辛いことだと思うけど、真実を知ったからこそ生まれる希望もあるんじゃないかな。

それにお父さんはまだ生きているんだから、余命としっかり向き合って、残された時間をどう生きたいのか考えてもらおうよ。僕の経験だと、死を受け入れる覚悟ができた人ほど笑顔で長生きされることが多いよ。

もし、家族だけで告知をするのが不安なら、僕も行くからね」

「ありがとうございます。不安はあるけど、本当のことを教えてあげたほうがいいのかもしれませんね。今夜、僕から父に話してみます」

息子さんは、覚悟を決めたようにそう言って帰っていきました。

その夜、息子さんから話を聞いた森さんは、落ち込みながらも「真実を知れてよかった。これからは家で朗らかに暮らしたい」と希望されたそうです。

そこで私はすぐに在宅医療を開始しましたが、一つ気がかりなことがありました。それは、奥さんと嫁ぎ先から帰ってきている娘さんが「介護を頑張ります！」と言ったことです。

森さんは一人で歩くことができないので、トイレや入浴などは介助が必要です。しかし、慣れない人が行うと疲れてしまいます。

私はヘルパーを頼むことを勧めましたが、娘さんは首を振りました。

「父の余命は2週間。それぐらいならこのまま実家にいられます。私と母が交代で介護をするので、ヘルパーさんは必要ありません」

「慣れない介護は大変だと思うよ。それに、〝支える〟ということと〝介護をする〟ということは違うからね」

と私が言うと、今度は奥さんが答えました。

「たったの2週間ですよ」

「2週間だからこそ、みんなが笑顔で過ごしたほうがいいんじゃない？」

「家族に介護してもらえないなんて、夫がかわいそうですよ」

「だったら、ヘルパーさんと協力し合って、一緒に介護をしたらどう？」

私がそう提案すると、奥さんと娘さんは強い口調でこう言いました。

「娘と二人で介護をしたいんです」

「ヘルパーさんは頼みたくありません」

「そうか。じゃあ、やってみようか。でもね、家族にゆとりがなくなると、優しく接することも暖かいケアをすることもできなくなるから、無理をしてはいけないよ。森さんが最期まで笑って生きるためには、家族が疲れてはいけないからね。もし困ったり疲れたりしたら、すぐに訪問看護師やヘルパーを頼んでね。それが、森さんとご家族のためだからね」

私はこう伝え、ご家族の気持ちを尊重することにしました。


それから3日後のことです。私が訪ねると、奥さんは元気がありません。声もどことなくかすれているようです。

「先生、夫はどうして急に悪くなったんでしょうか。元気になるために入院したのに、悪くなって家に帰るなんて、そんなことってありますか？」

　奥さんの声には、悔しさがにじみ出ています。

ため息をついている奥さんに、私はこう話しかけました。

「森さんもご家族も辛いよね。でも、過ぎたことを後悔していても仕方がないから、残りの時間を家族で暖かく過ごせるように考えようよ」

　私の言葉を聞いた奥さんは、さらに深いため息をつきました。

「先生、介護は思った以上に大変ですね。夫は夜中の1時にトイレに行くことが多いので、私はそれまで起きています。トイレの介助を終えて、やっと眠れると思ったら、今度は『のどが渇いた』と起こされます。水ならまだしも、かち割り氷や冷凍いちごなどを欲しがることもあるんです」

「それじゃあ、森さんも奥さんも寝不足なんじゃない？」

「はい、ほとんど寝ていません。多い時には3回も起こされるので……」

　奥さんは、こうも言いました。

「それに夫は、欲しいものはなんでも手に入れないと気が済まないみたいなんです。メロンやスイカ、カステラやエクレアなど簡単に手に入るものはいいですが、手に入らないものもあるんです。『売っていなかった』と言っても、『どこかにある』と言って納得してくれません。やっとの思いで買ってきても、たった一口食べて『もういらない』と言うので、心が折れてしまいそうです」

「そうだったんだね。ご主人の気持ちに寄り添うことも大切だけど、すべてに応えようとすると、辛さが勝って家族が先に潰れてしまうよ。ほかにも辛いことはあるの？」

「氷の大きさや量が気に入らないと怒ったり、すぐに返事しないと声を荒《あら》らげたり……。些細なことだけど、私も娘もストレスで……。でも一番辛いのは、どれだけ一生懸命やっても夫がわかってくれないことです。一言でいいから、『ありがとう』と言ってくれれば救われるのに……。でも無理でしょうね。介護が始まってまだ4日目ですけど、娘は疲れ切って嫁ぎ先に戻ると言っています」

奥さんは、絞り出すような声で答えました。

「そうだねぇ。死が迫っている人の気持ちや不安は、その人にしかわからないことだけど、相手が家族だと、つい甘えて、言葉や態度がきつくなってしまうことはあるかもしれないね」

私の言葉に、奥さんは黙って頷いています。私は話を続けました。

「森さんの介護をしてあげたいという二人の気持ちは、もう十分に伝わっていると思うから、身体的な介護だけでもプロに任せてみたら？　それよりも、一緒に日向《ひなた》ぼっこをしたり、テレビを観たり、おいしいものを食べたり、身体をさすってあげたら、ご主人に笑顔が戻るかもしれないよ。ご主人の心を癒やすことも介護の一つだからね」

奥さんは、しばらく考えてから言いました。

「先生のおっしゃるとおりですよね。でも、あと少しですから頑張ってみます」

奥さんの決意を聞いた私は、これまで以上に家族の心のケアを行うよう、訪問看護師に指示をして、もう少し様子を見ることにしました。

数日後、私が訪問すると、奥さんは憔悴《しょうすい》しきっていました。

「昨夜も寝てないの？」

そう声をかけると、奥さんは堪《こら》えきれず、泣き始めてしまいました。

「先生、娘がとうとう出ていってしまいました。私たちに看護師さんのような介護ができるはずないのに、夫が不満ばかり言うんです」

昨夜もきっと一人で介護をしていたのでしょう。奥さんの目の下には大きなクマができていました。私はもう限界だろうと感じました。

すると、そばにいた訪問看護師が奥さんの背中をさすりながら、「これまでよく頑張ってきましたね」と声をかけました。そして今度は、森さんに優しく話しかけました。

「奥さんも娘さんも、森さんへの愛がいっぱいですね。奥さんや娘さんはプロじゃないので、私たちと同じことを求めるよりも、〝ありがとう〟とねぎらいの言葉をかけてあげられるといいですね」

「責めているつもりなんてなかったんだよ。看護師さんたちのやり方が一番楽な方法だと思ったから、二人に教えているつもりだったんだ。妻と娘には、本当に感謝しているよ。申し訳ない」

森さんのその言葉を聞いて、奥さんはまた涙ぐんでいました。

父親の思いを知った娘さんは、次の日戻ってきました。

そして、在宅医療を開始してから２週間後に、森さんは旅立たれました。家族にとっては、介護に明け暮れた２週間でした。

小笠原内科には、「癒やしを提供する者は、自《みずか》らが癒やされてなくてはならない」という理念がありますが、これは、在宅医療や介護に関わるすべての人に共通することだと思っています。

「介護をしてあげたい」という家族の思いは大切ですが、自分に余裕がないと人を癒やすことはできません。家族には身体を使う介護よりも、もっと大切なことがあることを知ってほしいと思います（それについては次のコラム「介護の負担を減らす10か条」で詳しく説明しています）。

介護はできるだけプロに任せて、誰もが暖かい気持ちで過ごせるといいですね。

家族の介護というと、こんなケースもありました。

在宅医療を受けていた末期がんの金田道子さん（82歳）。ご主人は必死で金田さんの介護をしていました。

ある日のこと、金田さんがご主人に聞こえないように小さな声で言いました。

「先生、夫の介護が必死すぎて、なんだか気が休まらないんです」

金田さんの思いを察した私は、ご主人にこう告げました。

「ご主人、2泊3日で温泉にでも行ったらどう？」

「えっ、どうして私が？」

「奥さんのためだよ。ご主人は必死に介護をしてあげているけど、眉間にシワが寄っているよ。それに、家族に迷惑をかけたくないと思う人もいれば、家族の大変そうな姿を見て心を痛める人もいるからね」

ご主人は納得のいかない様子でしたが、しぶしぶ旅行に出かけてくれました。

3日後、ご主人が帰宅すると、寝たきりだったはずの金田さんが、娘さんと二人で縁側《えんがわ》に座り、気持ち良さそうに日向ぼっこをしていました。

ご主人はその姿を見て、介護はプロに任せることにしたそうです。

すると金田さんは、少しずつ元気になっていきました。

何事も、ほどほどがいいのかもしれませんね。

在宅医療のいいところは、

- 「最期まで家にいたい」という願いが叶うこと
- 自由があること
- 癒やしがあること
- 生きがいを感じられること
- 入院よりもお金がかからないこと
- 介護を人に任せられること　です。

小笠原内科には、さらに質の高い在宅医療を実践するための理念があります。

「在宅緩和ケアで安らか・大らかは当たり前。さらに朗らかに生かされて、最期は在宅ホスピスで清らかに旅立ちたい」

だから、在宅ホスピス緩和ケアなら〝4つのらか〟が叶うのだと思います。

私は在宅ホスピス医としてたくさんの旅立ちを見守るうちに、患者さんが4つのらかを叶えて旅立たれた時、ご家族も同じように清らかな気持ちで見送ることができることを教わりました。

コラム

「介護の負担を減らす10か条」

今の日本は、高齢者が高齢者を介護する「老老介護」や双方が認知症という「認認介護」が増加しています。ほかにも慣れない介護でうつ病や虐待行為を引き起こすなど、介護問題は深刻です。

大切な人には、最期まで笑って生きてほしい。

それは誰もが願うことではないでしょうか。その願いを叶える方法の一つは、「家族が疲れないこと」です。

在宅医療では家族が介護をする必要はありません。しかし、介護をしたいと希望されるご家族もいるでしょう。そんな時は、次に紹介する「介護の負担を減らす10か条」を心に留めて行ってほしいと思います。

そうすれば、家族が暖かい気持ちで患者さんを支えることができます。

この10か条は、「在宅ホスピス緩和ケアを叶える10か条」でもあるので、医療従事者の皆さんにもぜひ読んでほしいと思います。
朗らかに生きて、清らかに旅立ち、笑顔で見送ってもらえる、こんな生き方ができたら理想ですね。

【介護の負担を減らす10か条】
①「介護保険」を上手に使う
②「ACP」(人生会議)を繰り返し行う
③「PCA」(患者自己調節鎮痛法)を行う
④「夜間セデーション」を行う
⑤「尿道留置カテーテル」を検討する
⑥「タッチパネル式テレビ電話」を使う
⑦「教育的在宅緩和ケア」をお願いする
⑧多職種協働のキーパーソンに相談する
⑨情報共有アプリを活用する
⑩「心のケア」で支える

それでは、それぞれを詳しく説明していきましょう。

①「介護保険」を上手に使う

介護保険ができたおかげで、介護ヘルパーや訪問入浴、デイサービスなど生活を支えてくれるプロを少ない負担で頼めるようになりました。

介護保険を使うと、介護ベッドやポータブルトイレ、体位交換を楽にするエアーマットなども安価で借りられます。

また、手すりをつけるなどの改修工事も介護保険が利用できます。

介護保険を上手に使うことが、家族の身体的負担や金銭的負担を減らす方法です。

②「ACP」(人生会議)を繰り返し行う (41ページのコラムを参照)

ACPとは、患者さんの願いが叶うように話し合いをすることです。

家族に介護されることを嬉しいと思う人もいれば、負担に感じる人もいます。家族に朝食を作ってもらうことを規則正しい生活ができて嬉しいと思う人もいれば、好きな時間に起きたいと思う人もいます。

家族がよかれと思っていても、患者さんが望んでいなければストレスになります。

お互いが笑って暮らすために、ACPを繰り返し行ってほしいのです。

③「PCA」（患者自己調節鎮痛法）を行う

「PCA」とは、自分で痛みや苦しみを取る方法のことです。

痛みや苦しみがある患者さんには、「PCAポンプ」という医療機器を使って、医療用麻薬のモルヒネなどの薬を24時間持続的に皮下注射します。

それでも痛みや苦しみが取れない時はPCAを行います。PCAポンプについているボタンを押すと、モルヒネが追加されます。患者さんは、医師や訪問看護師を呼ばなくても痛みや苦しみを取ることができます。何度押しても定量以上は入らないので安心です。

PCAポンプはお弁当箱サイズなので、かばんに入れたり車椅子のカゴに入れたりして外出することもできます。

PCAのおかげで、多くの患者さんや家族が安心されています。

④「夜間セデーション」を行う

夜間セデーションとは、夜の間、熟睡することで痛みを感じさせない方法です。

痛みを取る方法はいろいろありますが、夜間セデーションはその一つです。
人間は、睡眠のリズムが崩れると自律神経が乱れ、不安を感じやすくなります。不安は痛みを増幅させるので、「家で過ごすことは無理なんだ」と思ってしまうのです。

夜間セデーションを行うと、夜は熟睡できて、朝には薬の力が切れて自然と目が覚めるので、生活のリズムが整います。熟睡していれば、家族が起こされることもヘルパーが呼ばれることもありません。患者さんも「ぐっすり眠れて、痛みも取れて、こんないいことはない」と喜ばれます。

夜間セデーションは、患者さんの心を救い、家族の負担とヘルパーの回数を減らすいい方法です。

⑤「尿道留置カテーテル」を検討する

尿道留置カテーテルを使うメリットは、トイレに行く必要がなくなること、おむつ交換の回数が減って介護が楽になること、夜中のおむつ交換がなくなることで患者さんも家族も熟睡できること、ヘルパー代を抑えられること、水分の摂取も気にならないことなど、たくさんあります。

尿道留置カテーテルを使うことに抵抗を感じる人は多いですが、私が在宅医療で看取った一人暮らしで寝たきりの患者さんのうち約8割の人が使ったところ、「こんなに楽なんて」と皆さん喜ばれました。尿道留置カテーテルはいつでも外すことができるので、安心して使ってほしいと思います。

最期までおむつを希望されるなら、巡回型ヘルパーを頼むとか、尿の吸収量が多いおむつを使えば、家族の負担は減らせます。最近では、尿量5回分（1000cc）を吸収できる紙おむつも販売されています。

⑥「タッチパネル式テレビ電話」を使う

タッチパネル式テレビ電話とは、画面をタッチするだけでコールセンターにつながるテレビ電話で、24時間365日対応してくれます。ベッドの脇に置くことができるので、寝たきりの人でも、目が見えない人でも利用できます。

コロナ禍《か》でもマスクを外して表情をしっかり確認することができます。

タッチパネル式テレビ電話が広がることで、多くの人が家で安心して暮らせるようになるでしょう。

⑦「教育的在宅緩和ケア」をお願いする

教育的在宅緩和ケアとは、医師や多職種が協力し合うことです。

かかりつけ医が在宅医療を経験していなかったり、遠方で断られたり、難易度の高い病気などで在宅医療を断られた時は、経験豊富な在宅医やそのチームに教育的在宅緩和ケアをお願いすれば、「最期まで家にいたい」という願いを叶えることができます。

在宅医療は、多くの専門職が連携・協働しながら進めていきます。

チームに専門職がいない時は、チーム外の専門職と協力してもらえるようにお願いしてみましょう。家族の負担が減ると同時に、チームのスキルアップにもつながります。

⑧多職種協働のキーパーソンに相談する

質の高い在宅医療には多職種協働のキーパーソンが不可欠です。小笠原内科で活躍するＴＨＰ《トータルヘルスプランナー》は、日本在宅ホスピス協会（ＨＨＡ）の認定資格です。

ＴＨＰは、名古屋大学大学院医学系研究科で２００７年から看護学専攻とリハビリテーション療法学専攻の学生に「ＴＨＰ養成コース」が開講されたり、ＴＨＰをモデルとした「ＴＳＭ《トータルサポートマネジャー》」が山梨県で養成されたりするなど、その必要性が高まっています。

ＴＨＰは看護師を始め、ケアマネジャーや療法士、ソーシャルワーカーや介護士などが担っています。

⑨ 情報共有アプリを活用する

在宅医療に欠かせないのは、「医療・看護・介護」の多職種連携・協働・協調です。そのためには、チーム間のスムーズな情報共有が必要不可欠です。

小笠原内科が使っている「ＴＨＰ＋《ティーエイチピープラス》」のいいところは、チーム間の情報共有だけでなく、患者さんやご家族も閲覧・書き込みができるところです。

以前は、離れて暮らす家族が患者さんを心配して、入院を促《うなが》すことが何度もありました。しかし、「ＴＨＰ＋」を使うようになってからは、家族が安心して見守ってくれるようになり、患者さんの願いが叶っています。

「ＴＨＰ＋」は、厚生労働省や岐阜県が行った事業の中で小笠原内科と「サンテン株式会社」が共同開発したもので、どの医療機関でも導入可能なアプリです。

⑩「心のケア」で支える

心のケアとは、患者さんが笑顔になり、心が暖かくなるように支える行為を言います。身体を使っても使わなくても、心を込めて暖かい気持ちで行う行為はすべて心のケアなのです。これは、家族でもプロでも同じです。

身体を使うケアとは、食事介助や入浴介助、おむつ交換などです。

身体を使わないケアとは、「おはよう」と声をかけたり、一緒にテレビを観たり、話を聞いてあげたり、そばにいて同じ空気を吸ったりすることです。

私がご家族にお願いしているのは後者です。慣れていない人が身体を使うケアを続けると、疲労がたまって心を込めて行うことができなくなるからです。

ご家族が身体を使うケアを希望されるなら行ってもいいですが、暖かい気持ちで支えてあげることが何より大切です。

介護はいつ終わるのかわかりません。したがって、仕事や趣味などを中断したりせず、それまでと同じ生活を続けるほうがいいと思います。塞《ふさ》ぎ込んだり疲れ果てたりしないためにも、任せられることはプロに任せられるといいですね。

旅立ちはパノラマカーの音色とともに

岐阜県を走る名鉄電車のパノラマカー。どことなく懐かしい音を奏《かな》で、なんとも言えない心地良さがあります。

今は「パノラマスーパー」と名称が変わりましたが、ここでは今回紹介する川島さんに合わせて「パノラマカー」と呼ぶことにします。

川島さんは、部屋の外から聞こえてくるパノラマカーのミュージックホーンのメロディーが大好きで、「最期まで家にいたい」と希望していました。ところが、家族の希望で入院を迫られていました。

川島さんはどうなったのでしょうか。

また、皆さんが同じ状況だったらどうしますか？

●川島さん（87歳・女性）
●病名……腎臓がん、肺転移、骨転移、難聴
●同居の家族……なし（一人暮らし）

川島さんは、名鉄岐阜駅の近くで一人暮らしをしていました。

私が川島さんに聴診器を当てていると、ちょうどパノラマカーのミュージックホーンのメロディーが聞こえてきました。

「先生、私の胸の音、聞こえる？」

「聞こえるよ。でも、線路が近いから電車の音もよく聞こえるね」

「そうでしょう。今朝も、パノラマカーのメロディーで目が覚めたんだよ。あの音を聞くと、私は元気が出るの」

「どうして元気が出るの？」

「昔ね、この家の1階で夫と二人でお店をやっていたの。朝になると、始発のパノラマカーのメロディーで目が覚めてね。顔を洗って、着替えをして、窓を開け

ると、またパノラマカーが通るのよ。〝みんなもこれから仕事に行くんだ〟って思うと、不思議と〝私も頑張るぞ〟って元気が出ていたの」

そう二人で談笑している時でした。息子さんのお嫁さんがやって来ました。お嫁さんは、５㎞ほど離れたところに住んでいます。

「先生、義母《はは》の様子はどうですか？」

「ああ、こんにちは。調子いいみたいだよ」

「それはよかったです……」

言葉とは裏腹に、お嫁さんの表情は暗いままです。

川島さんの診察が終わると、お嫁さんから「先生、ちょっと」と廊下に呼ばれ、「義母は、これからどうなりますか？」と尋ねられました。

「自分でできることが少なくなっていくかなぁ。足腰も弱ってきているから、近いうちに寝たきりになるかもしれないね」

「そうですか……」

お嫁さんの顔がさらに曇りました。

これまでも、患者さんが寝たきりになったタイミングで、家族が入院の話を持ちかけてくることが多かったので、お嫁さんの様子が少し気になりました。

1週間後、私が訪問すると、またお嫁さんが来ていました。診察が終わると、お嫁さんは「義母を入院させたいんです」と言いました。

私は、〝やっぱりそうか……〟と思いながらも、「どうして？」と尋ねました。

「昨晩、『トイレに行きたい』と義母に呼ばれました。介護してあげたいけど、子どもが大学生で学費がかかるから、私も働かないといけないんです。昨夜みたいに呼ばれると、寝不足で仕事ができなくて」

「それは大変だったね。ご主人はどう言っているの？」

「一人暮らしで心配だから、入院させたほうがいいって……」

「そうなんだね。それじゃあ、川島さんはどうしたいの？」

私が尋ねると、川島さんは黙ってうつむいています。

〝最期まで家にいたいけれど、家族に迷惑をかけるから本心が言えない〟

こういった患者さんを、私はこれまでにもたくさん見てきました。これまでの川島さんの話を聞いていても、先ほどの表情を見ても、大好きなパノラマカーの音色が聞こえるこの家で最期まで暮らしたいというのが本心でしょう。

そこで私は介護の話から始めました。

「電話がかかってくるたびに、車で駆けつけるのは大変だよね」

「大変ですよ。寝不足になるし、10分とはいえ夜道の運転だって危ないし……。いつ呼び出されるかわからないから、お酒だって飲めないんですよ」

「そうだよねぇ。でも、今の状態だったら、ベッドの横にポータブルトイレを置けば一人でなんとかできそうだよ。それが心配なら、夜中だけおむつにしてもらう方法もあるよ。わざわざお嫁さんが来なくてもいいんじゃない？」

私がそう言うと、お嫁さんは川島さんのことを気にしながらも思い切ったように答えました。

「今だけのことじゃないんです。これから先、もっと動けなくなっていったら、私は仕事どころじゃありません」

「一人暮らしの人でも、最期まで家で暮らせるように支えるから、大丈夫だよ。

僕たちに任せてもらえない？」

「でも……」

「それに川島さんは、大好きな家で、大好きなパノラマカーの音色を聴いているから、長生きできているのかもしれないよ。入院したら気持ちが沈んで、すぐに死ぬかもしれないよ。僕はそういう患者さんをたくさん見てきているし、そういうお別れをするから、家族に悔いが残るからかわいそうなんだよね」

すると、話を聞いていた川島さんが絞り出すような声で言いました。

「明日、入院する」

お嫁さんは申し訳なさそうにうつむいていました。

翌日、私は川島さんの診察に訪れましたが、お互いに入院の話はしませんでした。私は川島さんの本心を推察していたので、いつものように、たわいもない会話を楽しんで診察を終えました。

2日後、お嫁さんから電話がかかってきました。

「先生、義母が入院してくれないんです」

「そう。川島さんの気持ちを聞いてみないとね」

私が川島さんの家に行くと、お嫁さんも来ていました。川島さんは私を見るなり、手を合わせて言いました。

「先生、もう一日だけ家にいちゃだめ？　明日、入院するから」

「もちろん、僕はいいよ。ねえ、川島さんがそう言っているから、明日まで待ってあげようよ」

私がお嫁さんにそう言うと、

「え、でも……」

と、お嫁さんは困っています。

お嫁さんが川島さんの入院を希望する理由は、介護のために時間を割くことができないからです。この問題を解決しないことには、川島さんの「最期まで家にいたい」という願いは叶いません。

「じゃあ、今日から昼も夜もヘルパーさんに来てもらおうよ。タッチパネル式テレビ電話も設置するから緊急時も安心だよ。訪問看護ステーションも24時間対応するからね。おむつ交換や食事などもヘルパーさんにお願いできるから、お嫁さんは来なくても大丈夫だよ」

お嫁さんは、決して川島さんの介護が嫌なわけではありません。義母が入院するか、自分が仕事を減らすか、そのどちらかを選ばなくてはいけないと思っているだけです。

追い込まれている時は視野が狭くなりやすく、「どちらも選べる」という発想ができなくなることがあります。しかし、在宅医療を受けるために、誰かが我慢する必要はありません。今はいろんな選択肢があるからです。

私は、家族が介護をする必要がないことを伝えましたが、お嫁さんは黙っていました。そこで今度は、私がいつもしている〝4つのらか〟の話をしました。

「4つのらかと言ってね、在宅ホスピス緩和ケアを受けている患者さんは、『最期まで家にいたい』という願いと一緒に、『安らか・大らか・朗らか・清らか』も叶うの。するとね、ご家族も清らかな気持ちで送り出せることが多いんだよ」

そんな話をすると、お嫁さんはしぶしぶ頷いてくれました。

この日、お嫁さんが帰ると、川島さんは私にこんな話をしてくれました。

「先生、孫は小さいころ、うちに遊びに来ると、この窓からいつもパノラマカーを見ていたの。パノラマカーのまねをする姿が息子にそっくりで、とってもかわいかったのよ」

「お孫ちゃんは今いくつなの？」

「もう大学生になってね。学校とかバイトとかで忙しくて、なかなか来てくれなくなっちゃったけどね……」

その声は、少し寂しそうでした。

数日後、川島さんはとうとう寝たきりになりました。

お嫁さんから「話をしたい」と呼ばれたので、川島さんの家に行くと、この日はお孫さんも来ていました。

「先生、今日は孫が来てくれたんだよ」

川島さんは、お孫さんの手を握ってとても嬉しそうです。

「やあ、こんにちは。おばあちゃんから、いつもあなたの話を聞いてたよ」

私が話しかけると、お孫さんは照れくさそうに黙って頷きました。すると、お嫁さんが私にこう言いました。

「先生、もう十分ですよね」

お嫁さんの言わんとすることが、私にはすぐに理解できました。

「川島さんが寝たきりになってから、もう数日が経《た》ったね。これまで家で暮らせたんだから、このまま家にいさせてあげたらどう？」

私がそう話すと、お嫁さんは困った顔をしました。

「でも、入院してくれたほうが安心ですし……」

「そうかなぁ。病院からの電話や呼び出しはいつあるかわからないし、着替えも持っていかないといけないし、面会時間も決まっているよ。入院するほうが仕事に影響するんじゃない？」

私がそう話すと、お嫁さんは黙ってしまいました。

しばらく沈黙の時間《とき》が流れました。

するとʼ川島さんが突然、「トイレに行きたい」と言い出したのです。川島さんはおむつを使用しています。寝たきりで動くこともできません。そんな川島さんが「トイレに行く」と言ったので、みんな驚いてしまいました。

川島さんは、お嫁さんと訪問看護師に両脇を抱えられてトイレに行きました。

その間、私はお孫さんに、川島さんから聞いた思い出話をたくさんしました。

お孫さんは小さいころを思い出したのか、微笑んでいました。


しばらくしてトイレから戻ってきた川島さんは、ベッドには戻らず、なぜか私の目の前で立ち止まり、向かいの椅子に座りました。

そして、私の目をじっと見つめています。私が見つめ返すと、川島さんは私の手を取り、優しくさすり始めました。私が驚いていると、今度は私の後ろに回り込み、弱々しい手でゆっくりと肩を撫《な》でてくれました。

私は、その手から伝わるぬくもりがあまりにも心地良くて、思わず目を閉じました。部屋中が、これまで感じたことのない暖かい空気に包まれ、誰も動くことができませんでした。

しばらくすると川島さんは、何もなかったかのようにベッドに戻り、誰に言うともなく、「明日、入院する」と一言だけ呟《つぶや》き、寝てしまいました。

翌朝のことでした。訪問看護師から「川島さんの呼吸が止まりました」と連絡がありました。私が往診すると、いつものベッドで静かに眠る川島さんをお嫁さんとお孫さんが見守っていました。

川島さんの手を取ると、もうぬくもりを感じることはできませんでしたが、その表情はとても優しく、穏やかで、まるで眠っているかのようでした。

私はゆっくりと手を離し、「いいお顔だね」と呟きました。

するとお孫さんが、おばあちゃんの呼吸が止まっていたんです」

「今朝起きたら、おばあちゃんの呼吸が止まっていたんです」

「えっ、ここに泊まったの?」

昨日はそんな話をしていなかったので、私は驚きました。

「はい。先生からおばあちゃんの思い出を聞いて、もっと会いに来てあげればよかったなって思ったから……」

お孫さんは涙が止まりません。

「先生、おばあちゃんは入院するのが嫌だから、死んじゃったの？」

お孫さんは自分を責めているようでした。

「そうじゃないと思うよ。おばあちゃんは、『死ぬまでパノラマカーのメロディーを聴いていたい』と言っていたから、その願いを叶えたんだよ。それ以上に、あなたと一緒にいられて嬉しかったと思うよ」

私がそう伝えると、お孫さんは目に涙を浮かべながら微笑んでくれました。


同じ部屋にいたお孫さんが気づかないほど、穏やかに旅立たれた川島さん。きっと身も心も暖かくなって旅立たれたのだろう、と私は思いました。

今思えば、私の肩を優しく撫でてくれた川島さんは、最後の力を振り絞ってお別れをしてくれたのでしょう。思い出すたびに、心が暖かくなる記憶です。

「人は旅立つ時を選ぶ」、いのちの不思議さを感じる日々が続いています。

続・退院したら5日の命

私は前著『なんとめでたいご臨終』にこんな話を書きました。

「入院していれば1か月、退院したら5日の命」と主治医に言われた大野さんが、「目の見えない息子が待っているから、たとえ5日の命でも家に帰りたい」と緊急退院したエピソードです（第2章　余命宣告をくつがえす患者さんたち）。

「5日の命」と言われた人が、たった2か月で畑仕事ができるほど元気になったという事実に多くの人が驚いたようですが、私の患者さんのうち、約3割の人が病院で告げられた余命よりも長く生きています。

退院した7年後には、私が出演したテレビ番組『世界一受けたい授業』（日本テレビ系。2019年1月12日放送）にVTR出演をしてくれるなど、元気な姿を見せてくれた大野さん。「大野さんのその後を知りたい」という声がたくさん届いたので、今回は続編としてお伝えします。

退院直後

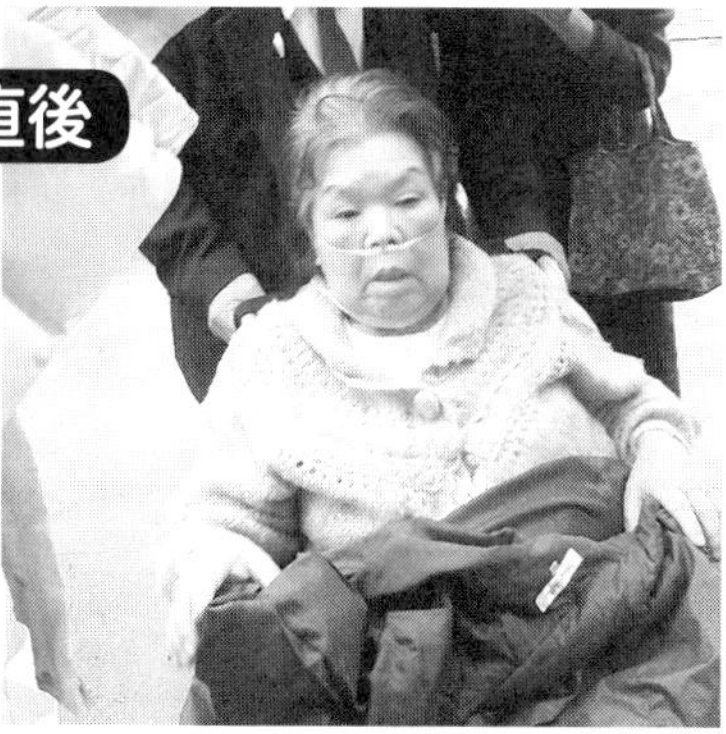

2012年 1月。「退院したら5日の命」と言われながらも、退院した大野さん。全身がむくんで苦しそう。

退院から6年後

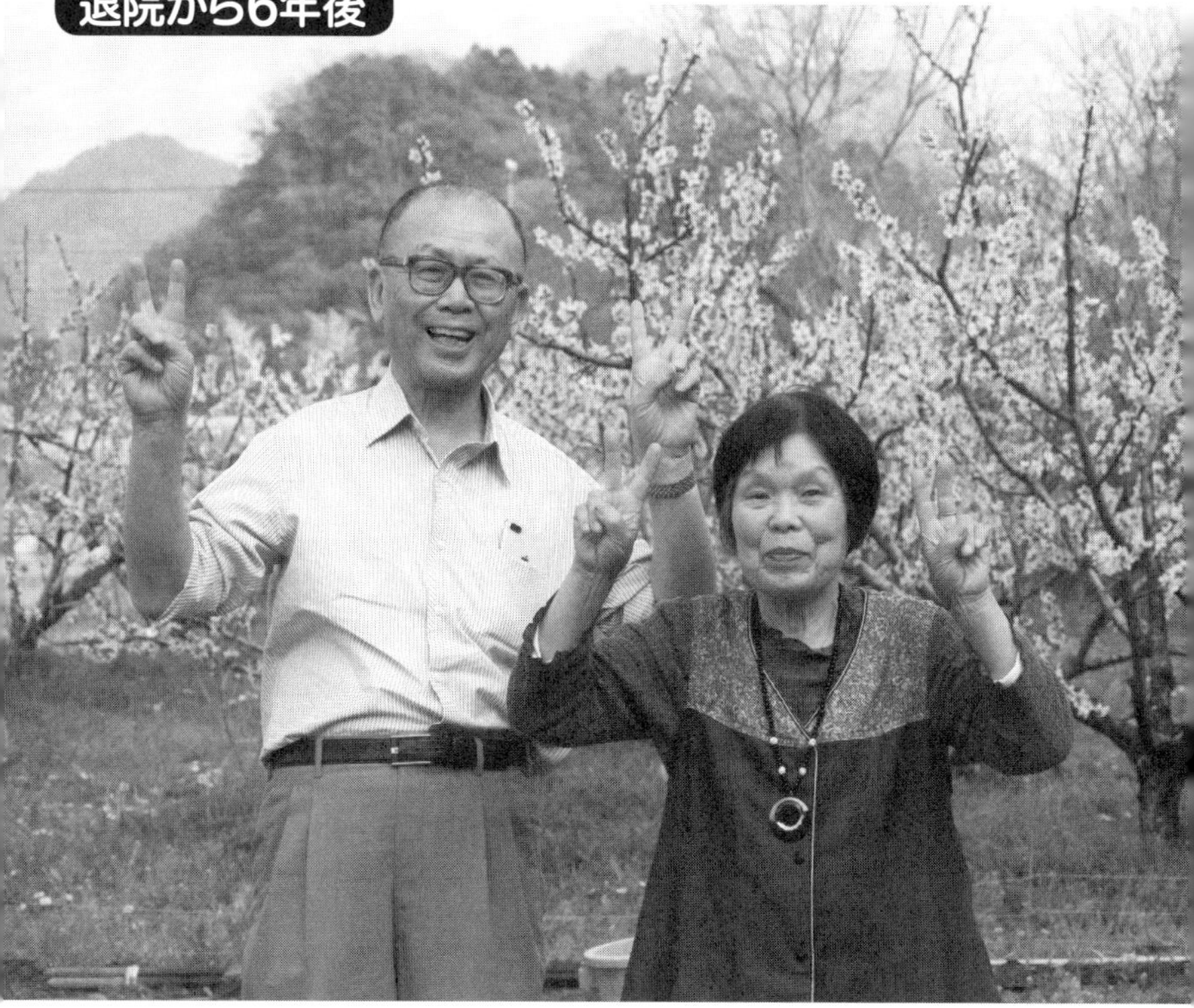

2018年 4月。散歩しながら、〝笑顔でピース〟をする大野さんと著者。退院してから6年が経過していました。

●大野さん（78歳・女性）
●病名……肺がん（末期）、大腿骨転移《だいたいこつてんい》
●同居の家族……息子（賢一さん）

結論からお伝えすると、2012年に退院した大野さんは、8年後の2020年に旅立たれました。

「退院したら5日の命」と言われた人が、家に帰って8年も生きたのです。

ここからは、大野さんが亡くなるまでのお話です。

退院してから8か月で在宅医療を卒業した大野さんは、15km以上離れた小笠原内科ではなく、地元の診療所に通うことになりました。私は主治医ではなくなりましたが、その後も小笠原内科デイホスピスで交流が続いていました。

在宅医療を卒業してから7年後のことでした。大野さんが予告なしに小笠原内科にやって来たのです。

「あれっ？　今日はどうしたの？」

私が尋ねると、大野さんは落ち込んだ様子で言いました。

「先生、私、末期の肺がんなんだって」

「えっ、末期がん？」

「うん……。病院で検査してもらったら手遅れだって言われたの」

「えっ!?」

「それでね、がんが転移して左足の骨に大きな空洞ができているみたい。どうしたらいいと思う？」

息子の賢一さんは目が見えないので、大野さんは手術を迷っているようでした。

「賢ちゃんの世話をすることが大野さんの願いなんだから、手術したほうがいいかもね。空洞が大きいと、転んだ時に骨が折れるかもしれないからね」

「転んで寝たきりにでもなったら大変だ！　じゃあ手術したほうがいいね。でも、手術するとなったら入院しないといけないよねえ。息子は一人でも家にいたいって言うの。でも、息子のかかりつけ医は一人暮らしの在宅医療はできないって……。先生、どうしたらいい？」

「そうか。じゃあ、僕と一緒に在宅医療をしてもらえるように頼んでみるよ。そうすれば、大野さんと賢ちゃんの願いが叶うからね」

「先生、ありがとう！　でも、息子を残して死ぬなんて悔しいよ」

「足の手術をすれば、また畑仕事だってできるようになるかもしれないよ。だって、5日の命と言われたのに7年も生きているんだから」

「それもそうだね。まだ死ぬわけにはいかないね」

帰り際、いつもの朗らかな大野さんに戻っていました。


数日後、大野さんは手術のために入院し、賢一さんはかかりつけ医と私が協力して在宅医療を行うことになりました。

このように、医師同士が協力し合って患者さんを支えることを「教育的在宅緩和ケア」と言います。かかりつけ医に在宅医療を断られた時でも、すぐに諦めてしまうのではなく、在宅医に相談してほしいと思います。

その後、大野さんは無事に手術を終えて退院すると、再び小笠原内科の在宅医療を受けることになりました。それは、実に7年ぶりのことでした。

在宅医療を開始すると、大野さんは再び驚きの回復力を見せてくれました。〝息子の世話をしたい〟という思いが原動力になったのでしょう。

なんと、退院した３か月後には、また畑仕事ができるようになったのです。

在宅医療を再開してから５か月目のことでした。

賢一さんが、夜中に「胸が痛い」と苦しみだして、救急搬送されたのです。一命は取りとめましたが、重症心不全となり、人工呼吸器をつけられ、入院することになってしまいました。

翌日、私が訪問すると、大野さんはベッドで横になっていました。

「先生、息子はまだ50代。長生きしてほしいけど、今度ばかりは死ぬかもしれないから、私も覚悟しないとね。少し前までは、私が先に死ぬと思っていたのに、人の命っていうのはわからないもんだね」

「そうだねぇ」

「それにしても、昨日は徹夜だったから疲れた。これからしょっちゅう病院に通うのかと思うと、それだけで疲れるよ」

「じゃあ退院させたらいいじゃない」

私がそう言うと、大野さんから耳を疑うような言葉が返ってきました。

「先生、退院なんて無理ですよ」

「えっ!? 自分の時のことを忘れちゃったの？『退院したら5日の命』と言われたのに、『死んでもいいから帰りたい』と言って帰ってきたじゃない」

大野さんは、ハッとしています。

「それに賢ちゃんは、『入院したくない』って言っていたよね？」

「そうだった！ 息子にもう一度気持ちを聞いてみる。息子が『退院したい』と言ったら、主治医に頼んでみるよ！」

「うん、そうしてみたら？ 主治医がだめだと言ったら僕に連絡してきてね」

その後、賢一さんはマスク型の人工呼吸器をつけた状態で退院しました。そして大野さんと賢一さん、母子《おやこ》の在宅医療が始まったのです。

しかし、家に帰ってから元気になっていく賢一さんとは対照的に、大野さんはベッドに横になる時間が増えました。

どうやら疲れ切ってしまったようです。そこで私が、
「モルヒネを使ってみない？　麻薬だけど、医療用だから心配ないよ」
と提案すると、大野さんは真っ青な顔をして拒否しました。
「麻薬なんてとんでもない！」

医療用と言われても、「麻薬」であることに不安を感じる人もいますが、モルヒネは日本でも認められている薬で、安全に使えるように工夫されています。痛みの治療として使うなら中毒にはなりません。便秘や吐《は》き気などの副作用は多少ありますが、それらは予防できます。

モルヒネのいいところは、痛みや苦しみを和らげるだけではありません。心が朗らかになれることです。それはモルヒネが、「幸せな気持ちにさせてくれるエンドルフィン」と化学構造が似ているからです。

モルヒネを使っても痛みが取れない時は量が少ないのかもしれません。量を増やすことに不安を感じる人も多いと思いますが、心配いりません。

時々、量を増やすことを躊躇する医師もいますが、痛みや苦しみが取れないと

最期まで家で暮らすことが難しくなるので、患者さんが笑顔で長生きするためにも、思い切って使ってほしいと思います。

私がモルヒネについて丁寧に説明をしていると、話が聞こえていたのか、隣の部屋から賢一さんの声がしました。

「モルヒネは、おふくろが元気になるために必要なんだよ」

「でもねえ……」

「小笠原先生を信じろって言ったのはおふくろだろ。頼むよ、元気になってくれよ」

大野さんは、しぶしぶ受け入れてくれました。

数日後、私が訪ねると、いつもの朗らかな大野さんに戻っていました。

「先生、聞いて。昨日、息子とデイサービスに行ってきたんだよ。すごく楽しくてね。だからデイサービスの人たちに、『私が死んだ後は、息子をよろしく頼みます』ってお願いしてきたの。息子は人工呼吸器も外せたし、小笠原先生が来てくれるし、デイサービスもある。もう思い残すことはないよ」

「それだけ元気なら、来年はまた畑で野菜が作れるね」

私は大野さんの完全復活を心から願っていました。


在宅医療を再開してから1年が過ぎたころ、大野さんはとうとう歩けなくなりました。

ある日のことです。いつものように診察をしていると、大野さんが私の手を強く握ってきました。

「先生、人生は長いようで短いね。私はもうすぐ死ぬんだね。息子より長生きするのはやっぱり無理そうだね。息子のこと、くれぐれも頼みます」

目の見えない息子を残して死ぬことの無念さが、握った手から伝わります。私はその手を優しく握り返しました。

すると隣の部屋から、賢一さんの明るい声が聞こえました。

「先生！　来週はおふくろの誕生日なんだ。先生たちもお祝いに来てよ」

その一言で、部屋の空気が暖かくなった気がしました。

1週間後、大野さんの誕生日。訪問看護師たちが奏でるオカリナに合わせて、賢一さんと私は手拍子をしてお祝いしました。

目の見えない賢一さんでも楽しめるように、オカリナを選んだのでしょう。訪問看護師の心のケアには、いつも感心させられます。

みんなからの祝福に、「今日はいい日だねえ」と大野さんは嬉しそうでした。

その誕生日会から1か月後、大野さんは旅立たれました。

「5日の命」と言われてから約8年。「最期まで息子と暮らしたい」という願いが叶ったのです。

私は大野さんから、たくさんの希望をもらいました。

同時に、「在宅医療には延命効果がある」ということを実感させてくれた大野さんの人生は、私を含めたたくさんの人への希望となりました。

第2章

「家族も笑顔になれる在宅医療」を受けたいあなたへ

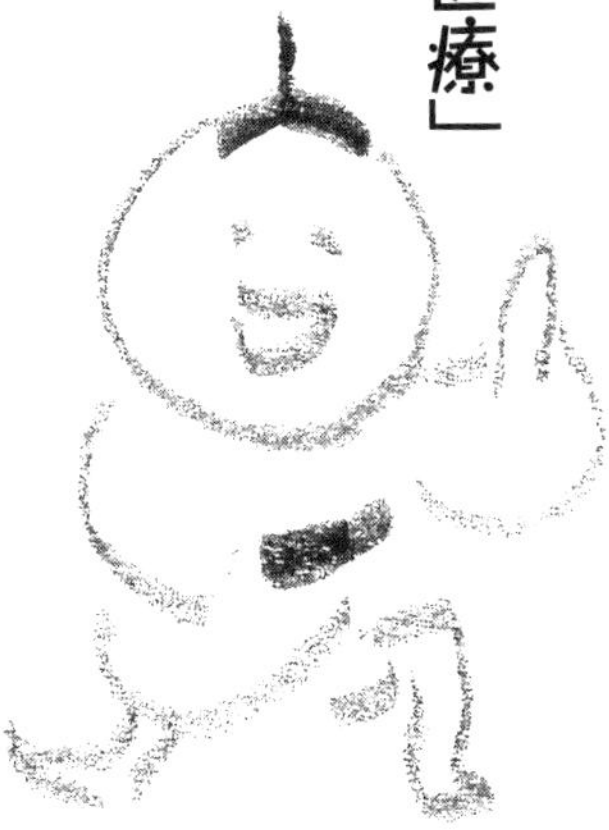

「THP+」が教えてくれた母の死期

大切な人とお別れする時、あなたはどんなふうに見送りたいですか？
あなたが旅立つ時は、どんなふうに見送ってほしいですか？

病院勤務をしていた時、患者さんの苦しむ顔やご家族の涙を、私はたくさん見てきました。でも在宅医療を始めてからは、朗らかに生きて清らかに旅立たれる患者さんや笑顔で見送るご家族の姿を見ることが増えました。

どうしてこのような旅立ちが増えたのかというと、在宅ホスピス緩和ケアが実践できるようになったからです。その方法は第1章のコラム「介護の負担を減らす10か条」（74ページ）で説明しましたが、今回はそのうちの一つ、「THP+《ティーエイチピープラス》」のお話です。

前著で「THP+」を紹介したところ、「家族にとってのメリットを知りたい」という声がたくさん届いたので、それがよくわかるケースを2つ紹介します。

●関谷さん（81歳・女性）
●病名……肺がん（末期）、うつ病、脳梗塞、胸椎《きょうつい》圧迫骨折
●同居の家族……夫

大切な人が旅立つ日を知ることができたなら……。

母親の旅立ちに立ち会うことができた娘さんが、私が出演しているラジオ番組にゲスト出演し、当時の思いを語ってくれました。


「母が末期の肺がんになり、主治医からは『入院したら？』と言われたけど、母は嫌がりました。私も、病院で最期を迎えるなんてかわいそうだと思い、断ったんです。

そこで以前、在宅医療のドキュメンタリー番組で観た小笠原先生に電話をかけると、先生は『今日のお昼に往診に行くよ』と、すぐに来てくれました。

そして、『お母さんの痛みは全部取るし、お父さんと二人でも、ちゃんと最期

まで家にいられるから大丈夫』と言ってくれたんです。

高齢の父と母の二人暮らしだから私は不安でしたが、訪問看護師さんが、『小笠原内科には、一人暮らしでも安心して暮らせるＴＨＰ《ティーエイチピー》ケアシステムがあるから、心配いらないですよ』と言ってくれました。

在宅医療では、いろんな方法で母の苦痛を取ってもらいましたが、一番驚いたのは『ＰＣＡ』という自分で苦痛を取る方法です。小さな機械のボタンを押すだけで医療用麻薬が追加注入されるんです。

母は麻薬に不安があったみたいですが、信頼している訪問看護師さんから『苦痛がある時は何回押してもいいですよ』と言われ、安心して押していたそうです。私が会いに行くと、母はいつも穏やかな表情でした。

また、在宅医療は病院と違い、母が大切にされていると感じました。入院中はナースコールを押してもすぐに来てもらえず、母は大勢の中の一人という感じでしたが、在宅医療ではすぐに対応してもらえました。

母も、自分が大切にされていると感じていたみたいです。

もう一つの違いは、『ＴＨＰ＋』というアプリです。

入院中、母の様子を知りたい時は病室に行くしかありませんでしたが、在宅医療では、『ＴＨＰ＋』でいつでも母の様子を知ることができました。

母の状態が安定している時は、『ＴＨＰ＋』の更新が訪問から数時間後になることが多かったのですが、そのうち、すぐに更新されたり、回数が増えたり、多方面と連携を取ろうとするなど、変化が出てきました。

まるで『ＴＨＰ＋』が、母の死期を教えてくれているようでした。

そんな日がしばらく続き、私が母のお見舞いに行った日のことです。私はなんとなく、〝今日かもしれない〟という予感がしました。だからその日は実家に泊まって、母と一緒に寝ることにしたんです。

するとその日の夜、母は穏やかに眠るように旅立ちました。

『ＴＨＰ＋』のおかげで、母の死を受け入れる心の準備ができ、母を看取《みと》ることができて、私は本当に幸せでした。

母が末期がんになったことはとても悲しかったけど、家に帰らせてあげることができて、痛みから解放してあげることができて、本当によかったです。

兄も少しずつ『ＴＨＰ＋』に書き込んでくれるようになり、母の死に向かって家族が一つになれた気がします。在宅医療は、母を中心とした一つのチームだったんですね。

母は自分自身の死を通じて、いろんな考え方や価値観を私たちにのこしてくれました。これからは、それらを大切にして生きていきたいと思います」

関谷さんが旅立たれた後のことです。息子さんが「THP+」に思いを寄せてくれました。

「先ほど、母は眠るように旅立ちました。

母の旅立ちに際して、看護師さんたちは時間の許す限り、ゆったりと優しく、丁寧に対応してくださいました。

私自身は、母に対して恥ずかしさもあり、これまで積極的に関わることができませんでしたが、最後の最後に洗髪や身体拭きなどができました。これまでのお返しが少しできて、息子として心残りはありません。

化粧をしてもらった母の顔は、時間が経《た》つにつれ、優しい笑顔になっていきました。

途中、父の不器用な優しさで戸惑うこともありましたが、夫婦愛に満ちた２か月だったように思います。母が当時の余命見込みより長い日々を送ることができたのも、私たち家族が優しい気持ちで見送ることができたのも、小笠原先生を始め、看護や介護に関わってくださった皆様のおかげです。

皆さんとは『ＴＨＰ＋』上でのやり取りがほとんどでしたが、皆さんの優しいケアは十分伝わってきました」

息子さんの思いを受け、私はこう返事を書きました。

「よかったですね。死は何物にも代え難く、〝こころ〟と〝こころ〟を結びつけ、〝いのち〟と〝いのち〟を結びつけ、遺《のこ》された人の成長とこれからの生き様に変化をもたらすものです。生ある者は死から逃れられないとしても、遺された人のお役に立てたなら幸せの極みですね。合掌」

葬儀の後、息子さんが小笠原内科に来て、今度は言葉で伝えてくれました。

「母がたくさんの方々から頂いたご厚意、ご縁、タイミングなど、目に見えない何か、おそらく宗教的な価値観だと思いますが、それらを以前に増してより感じるようになりました。

現世の母の命は終わりましたが、これから私は亡き母の供養を重ねていくことで価値観、人生観を見直し、母の命を精神面でつなげていきます。

母は、自身が亡くなることでいろんな考え方、価値観を私たちに与えてくれました。それらをこれから大切にしていきます」


大切な人の死を受け入れる心の準備ができたなら、じっくりとお別れする時間を持てるでしょう。「ＴＨＰ＋」は、その役割もしてくれます。

次は、アメリカに住む息子さんが、岐阜県に住む母親の臨終に間に合ったケースを紹介します。

- 太田さん（78歳・女性）、余命3か月
- 病名……すい臓がん（末期）
- 同居の家族……なし（一人暮らし）

ある日のこと、病院の医師からこんな電話がありました。

「すい臓がんの女性患者さんですが、モルヒネを投与しても痛みが取れません。眠れないので苦しいそうです。ご本人は『家に帰りたい』と言っているので、在宅医療をしてもらえませんか」

私はすぐに受け入れの準備を始めました。

数日後、太田さんが退院したので、私は帰宅の時間に合わせて往診に行きました。ベッドで横になる太田さんは、眉間にシワを寄せて辛そうでした。

「先生、お腹《なか》は痛いし、ご飯は食べられないし、夜も眠れない……。毎日が辛いです。余命３か月って言われたけど、３か月もこんなに苦しいなんて耐えられません。なんとかしてください」

「大丈夫だよ。まずは痛みを取るからね」

「本当ですか⁉」

「本当だよ。今夜はきっと眠れると思うよ」

「わぁ、嬉しい！　『苦しいなら入院して』と息子から言われているんです」

「息子さんはどこに住んでいるの？」

「仕事で、アメリカのサンフランシスコに住んでますよ」
「アメリカ！　離れて暮らしているから息子さんは心配だろうけど、太田さんに笑顔が戻れば安心して仕事ができると思うよ」
「病院には戻りたくないんです。先生、よろしくお願いします」

太田さんは「病院には戻りたくない」と言っていますが、息子さんは「病院にいるほうが安心」だと思っているようです。

離れて暮らす家族が、「病院は安心、家は心配」だと言って入院させようとすることがありますが、本当にそうでしょうか？

たしかに病院には大勢の人がいます。でもその人たちが、患者さん一人一人に目を配ることは難しいのが実情です。大勢の人がいるのに孤独、それが病院の現実なのではないかと、私は思わずにはいられません。

不安そうな太田さんに、私は明るい声ではっきりと言いました。
「大丈夫！　最期まで家にいられるよ」

すると太田さんは、初めて笑顔を見せてくれました。

「今から訪問看護師さんが、モルヒネとソル・メドロールっていう注射をするからね。夜も眠れるように、お薬を使うね。それでも痛みが取れなかったら、すぐに訪問看護師さんに電話をしてね。24時間いつでも対応するからね」

私はそう伝え、帰っていきました。

翌日、私が訪ねると、太田さんは顔色が良くなっていました。

「先生、昨日はぐっすり眠れましたよ！　眠れるだけで、こんなに楽になるなんて……。痛みもありません！　今日は食欲もありますよ」

「よかったねぇ。家には癒やしがあるからねぇ。住み慣れた家で、好きなものを食べて、好きなことをして、気ままに過ごすことが一番の薬だよ」

太田さんは、会うたびに表情が明るくなっていきました。

１か月後、私が訪問すると、息子さんがアメリカから帰っていました。

「先生、僕はアメリカに住んでいるのですぐに帰国ができません。母は一人暮らしだし、入院させたほうが安心だと思うのですが……」

離れて暮らす子どもたちが、こんな提案をしてくることはよくあります。

「そうだよねぇ。息子さんはそのほうが安心かもしれないけど、お母さんはどうかなぁ？」

「どういう意味ですか？」

「お母さんは病院で、痛い、苦しい、眠れないと言って苦しんでいたよね。でも、家に帰ってからは痛みが取れて、ご飯も食べられて、眠れているみたいだよ。病院は、痛みを取ることよりも病気を治すことを優先するけど、在宅医療は痛みを取って朗らかに過ごすことを大切にしているからね。

お母さんにとってはどちらが大切なのかな。息子さんはアメリカで『THP+』を見ていてどう思った？」

息子さんは迷っている様子でした。

「息子さんが入院させると言うなら仕方ないけど、また苦しませることになるよ。それに殺風景な病室で好きなこともできずに過ごしていると、孤独死する人もいるからね。**孤独死は、一人でいる時に死ぬことではなくて、人とのつながりがな**

くなって心が孤独になって死ぬことだからね。家にいれば日向《ひなた》ぼっこをしたり、近所の人とおしゃべりしたり……。お母さんの心が癒やされて、暖かく最期を迎えられると思うよ」

「でも一人で家にいる時に、何かあったらと思うと……」

息子さんは悩んでいるようです。すると太田さんが言いました。

「今はねえ、訪問看護師さんやヘルパーさんが毎日のように来てくれるから、いつもにぎやかで嬉しいよ。病院にいた時は痛みがすごくてね、ナースコールを押しても『我慢してください』と言われるばっかりで……。それに、いつも一人で寂しかったよ」

息子さんは母親の言葉を聞いて、やっと決意ができたようです。

「わかりました。在宅医療を続けてください。僕はもうアメリカに戻らないといけませんが、母が苦しまないようにお願いします」

息子さんはそう言って、アメリカへと戻っていきました。

そして３か月後、息子さんが再び帰国した、その日の夜のことでした。

太田さんは穏やかに旅立たれました。

息子さんは目を真っ赤にしながらも、満足そうな表情で話してくれました。

「アメリカでも毎日『THP+』を見ていました。母の会話や写真をたくさん載せてくださってありがとうございました。

『THP+』に、母がトイレに行けなくなったことや血圧が下がってきたこと、余命のことなどが書かれていたので、急いで休暇を取ったんです。

母は僕を待っていてくれたんですね。昨夜は二人で話ができたんですよ。間に合って本当によかった……」

たとえ旅立ちの瞬間に立ち会えなかったとしても、最期の願いを叶えてあげられたなら、十分親孝行でしょう。とはいえ、旅立ちの瞬間に立ち会えることは、多くのご家族の願いだと思います。

「THP+」は、その願いを叶える役割も担っています。家族が笑顔でお別れするためにも、在宅医療チームはぜひ導入してほしいと思います。

ところで皆さんは、「臨終」という言葉の本当の意味をご存じでしょうか。

死亡確認をした医師の多くが、ご遺族に「ご臨終です」と声をかけるので、「臨終＝死」だと思っている人が多いようですが、本来の意味はそうではありません。

臨終は「終わりに臨む」と書きます。つまり、生きている時に死に向かい合うことです。そして、臨終の極みとは「人生の最期」という意味です。

私の著書『なんとめでたいご臨終』は、直訳すると「なんとめでたい最期の生き方」、つまり〝死を意識してからも、いい生き方ができたね〟という意味です。

「〝最期までここにいたい〟と願うところで、朗らかに生きて、清らかに旅立ち、笑顔で見送ってもらえる生き方ができたなら、なんと素晴らしいだろう。そんなめでたい生き方ができる在宅医療があることを知ってほしい」という願いを込めて、「なんとめでたいご臨終」とタイトルにつけました。

「いいご臨終だったね」と言われるような生き方をしたいものですね。

柿食えばなんとめでたいご臨終

ここでは、今にも亡くなりそうな人にとっての一日の重みをお伝えします。

●入山さん（82歳・男性）、余命1日
●病名……すい臓がん（末期）
●同居の家族……妻、娘

ある日の夜、外来診療を終えて帰り支度をしていると、小笠原内科に一本の電話がかかってきました。入山さんの娘さんからでした。

「末期がんで入院している父が『家に帰りたい』と言っています。急激に弱ってきたので、帰らせてあげようと思っています。在宅医療をお願いできますか？」

「もちろんいいよ。ところで、お父さんはどんなふうに悪くなってきたの？」

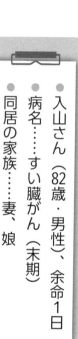

「10日前は食事もしていたし、なんとか自分で歩いていました。でも、この数日で急に食べられなくなって、動けなくなって、とても苦しそうなんです」

「う〜ん。そんな状態なら、緊急退院したほうがいいかもしれないね」

「緊急退院!?」

娘さんは驚きの声を上げた後、少し困ったように言いました。

「でも、介護ベッドが入るように部屋を改修しているところなんです。工事はまだ2週間かかります。どうしたらいいでしょうか？」

「2週間ねぇ……。僕の経験では、歩けなくなると1週間以内に亡くなる人が多いし、悪化すると数日で亡くなる人もいるからね。介護ベッドはどうにでもなるから、明日にでも退院するのがいいと思うよ」

急な話に戸惑いながらも、娘さんは「わかりました」と答えてくれました。

「じゃあ、朝になったら主治医に頼んで、退院が決まったら私に電話してね」

私は娘さんとそう約束をしました。

ところが翌日、どれだけ待っても娘さんからの電話はかかってきません。〝どうしたのだろう〟と、私は心配していました。

電話から2日後の朝7時、枕元で携帯電話が鳴りました。寝ぼけまなこで電話に出ると、女性の大きな声がしました。

「先生！　父が！　父が死にそうなんです！　血圧も下がって意識もありません。今すぐ帰らせてください！」

私は、入山さんの娘さんだと気づきました。

「まあ落ち着いて。どうして昨日は電話してこなかったの？」

「母に、先生から言われたことを伝えました。でも母は、『こんな状態で、退院するなんてありえない』と、取り合ってくれなくて……。でも今朝、父の容態がさらに悪化して、母もやっとわかってくれたんです。だからお願いです。今すぐ退院させてください！」

「わかったよ。でもまだ朝の7時だから、主治医は来ていないよね？　主治医が来たらすぐに退院のお願いをして、今度こそ僕に電話してね」

娘さんは不安そうな声で「はい」と答え、電話を切りました。

３時間後、再び電話がかかってきました。

「先生、父が退院できることになりました！」

娘さんの安堵《あんど》した声を聞いて、私もホッとしました。

私は主治医に電話を代わってもらい、「退院前にソル・メドロール80㎎を注射してほしい」とお願いし、娘さんにはこう説明しました。

「今からお父さんは退院するけど、もし車の中でお父さんの呼吸が止まったかもしれないと思っても、死んだと思わず、家に連れて帰ってね」

「えっ!?　どういう意味ですか？」

「死亡診断書を持たずに亡くなった人を車で運ぶと、道路交通法違反だからね。呼吸が止まったように感じても、〝お父さんはまだ生きている！〟と信じて家に連れて帰ったなら、お父さんの願いは叶うからね」

「わかりました……。やっぱり間に合わないこともあるんでしょうか？」

「それは僕にもわからないよ。もちろん生きて家に帰れることが一番いいけど、もし間に合わなかったとしても、『家に帰れる』という喜びの中で旅立つことができたなら、それは希望死だからね。

それと、希望には延命効果をもたらす力があるようだから、お父さんの耳元で、『今から家に帰れるよ。よかったね〜』と声かけをするといいよ。耳は最期まで聞こえているというからね。お父さんに希望を与えてあげようよ」

私はそう話して電話を切ると、すぐに往診の準備を始めました。

1時間後、私と訪問看護師4人は、入山さんの家に着きました。そこへ入山さんを乗せた車が到着したので、私は駆け寄りました。ところが、入山さんの脈は弱く、つねっても反応がありません。

入山さんはすぐにストレッチャーで運ばれ、寝室のベッドに寝かされました。訪問看護師に大量のソル・メドロールを注射される様子を、娘さんは祈るように見守っています。しかし、しばらく経っても回復する様子は見られません。

私は奥さんに案内され、隣の部屋に移動して用意された椅子に座りました。

「先生、夫はもう死ぬのですか？」

「意識も回復しないし、脈も弱いから、臨終の極みだと思うよ」

「そうですか……」

奥さんは落ち込んだようにうつむき、テーブルの上に置いてある柿を手に取ると、私に言いました。

「夫は柿が大好きだから、お取り寄せしたんです。夫はもう食べられないと思うので、先生が食べていただけませんか？」

そう言って奥さんは、柿を切ってくれました。

一口食べると、その柿の甘いこと！

「おいしい！　この柿、おいしいねえ～!!」

私は、あっという間に大きな柿を、丸ごと食べ切りました。

「先生も柿がお好きなんですね。じゃあ、もう一つ切りますね。夫にも食べさせてあげたかったわ」

そう言って奥さんは、また柿を切ってきてくれました。ちょっと食べすぎかなと思いながら、柿に爪楊枝《つまようじ》を刺そうとした、その時でした。

隣の部屋から、訪問看護師たちの大きな声が聞こえました。

「せ、先生！　目が開きました！」

「起き上がろうとしてます！」

声がしたほうに目をやると、入山さんが訪問看護師に支えられてこっちに向かって歩いてきたのです。そしてなんと、テーブルの上の柿に手を伸ばし、食べようとしたではありませんか。

驚きのあまり、誰も声が出ません。

本当に不思議なことですが、今にも亡くなりそうな人が家に帰って奇跡のような行動をすることがあるのです。

入山さんは私たちのことは気にも留めず、柿を一切れ食べました。そして椅子に座ると、何も言わずに微笑んでいます。

奥さんと娘さんは、手を取り合って喜んでいます。

その様子を嬉しく思っていると、娘さんが「写真を撮ろう！」と言いました。入山さんを囲んで記念撮影です。

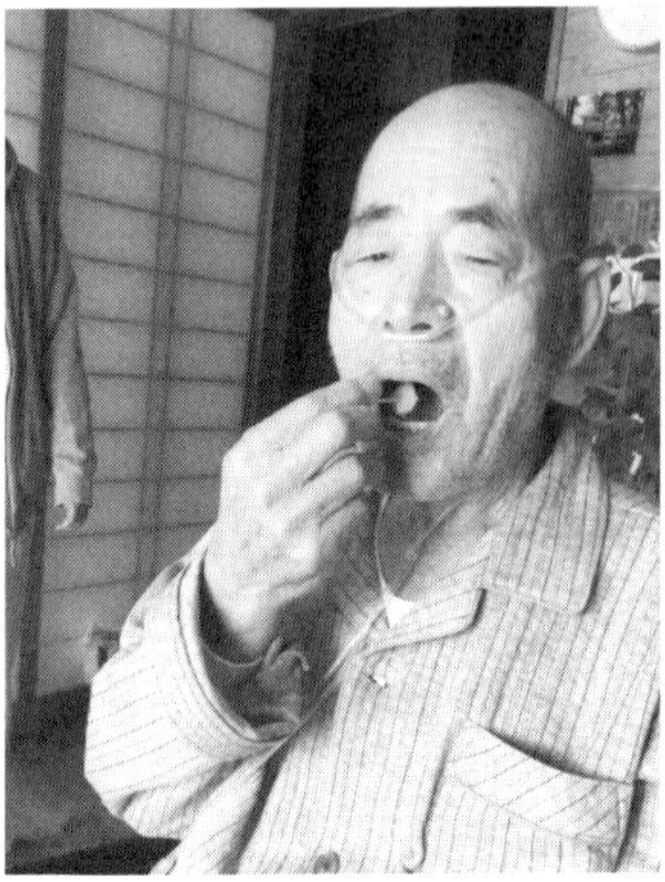

退院直後の入山さん。「柿がおいしい！」という著者の声に引き寄せられるように台所まで歩き、椅子に座って柿を食べる〝奇跡の回復〟を見せてくれた。

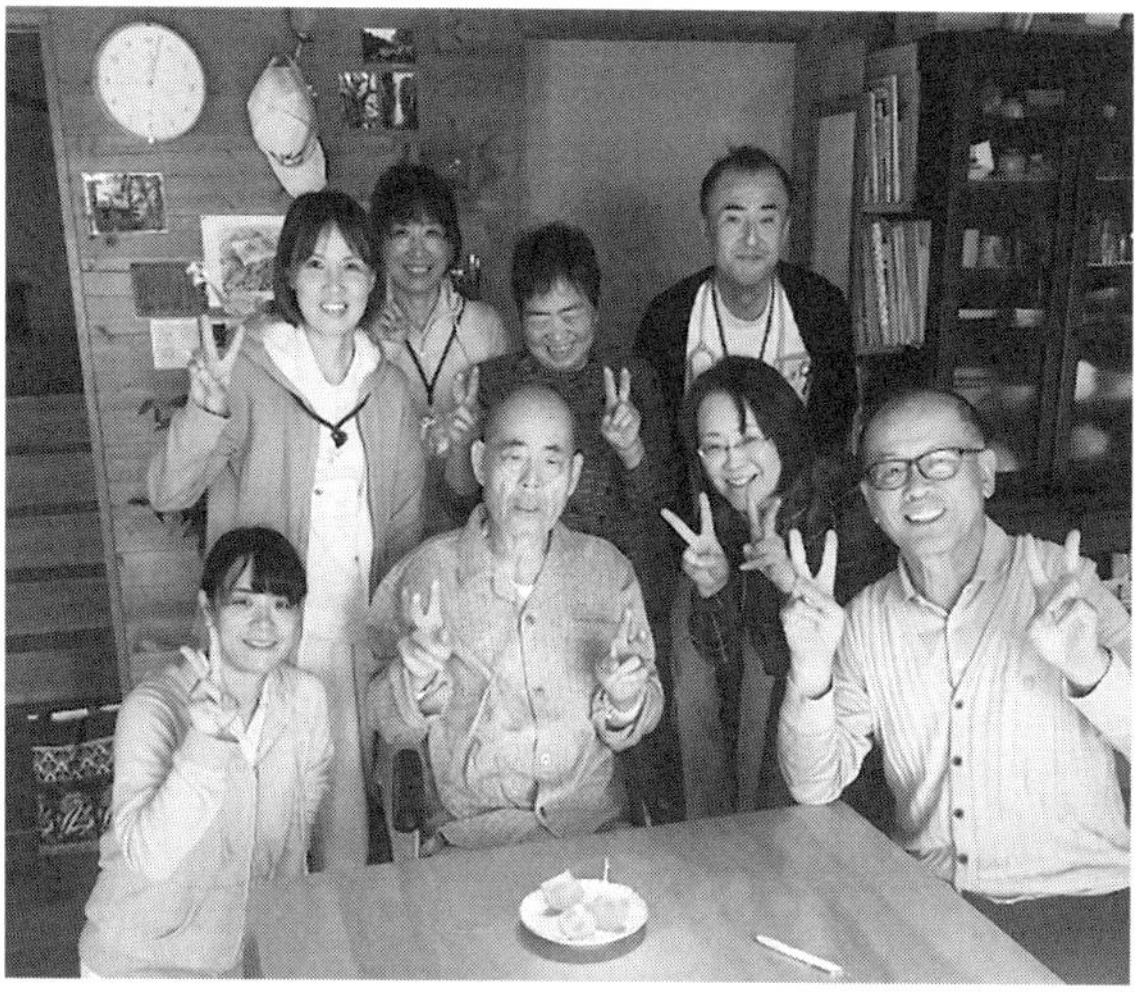

家に帰った途端、笑顔に変わった入山さん。家族も大喜びで〝笑顔でピース〟！

三人の笑顔を見届けた私は、「ここからは家族の大切な時間だから、僕たちは帰るね」と伝え、入山さんの家を後にしました。

その夜、入山さんは旅立たれました。

奥さんは、入山さんが亡くなる直前の様子を話してくれました。

「あれから夫は、寝たり起きたりを繰り返していました。起きるたびに柿を食べて、満足そうでした。

夜中、関西に住んでいてめったに帰ってこない孫娘が飛んで帰ってきました。

孫は帰ってくるなり、『おじいちゃん！』と言って夫に抱きつきました。夫は必死に起き上がると、孫を抱きしめ、そのまま動かなくなりました」

「えっ、お孫ちゃんの胸で亡くなったの!?」

「そうなんです。最期の一日、大好きな柿を食べて、孫の胸で死ねるなんて……。夫は本当に幸せですね」

1週間後、入山さんの娘さんが、私の出演するラジオ番組にゲスト出演してくれました。そして当時を振り返り、こんな話をしてくれました。

「もっと早く退院させてあげられていたら……という思いはあるけれど、家に帰らせてあげられて本当によかったです。その満足感が、私の気持ちをこんなにも癒やしてくれているんだと思います」

死が迫っている人は、いつ亡くなってもおかしくありません。たった一日違うだけで、最期まで病室で苦しむ人もいれば、家に帰って暖かい気持ちで旅立てる人もいるのです。

患者さんが本当に望んでいることは、家に帰ることではなく、家で暮らすことだと思います。

病院は治療するところ、闘うところですが、病気があるからといって、闘い続ける必要はありません。もう治らないとわかっているなら、一日でも長く、好きなところで過ごさせてあげてほしいですね。


ここで、これまでに何度も出てきた「ソル・メドロール」の話をします。

ソル・メドロールとは、ステロイドホルモンの静脈注射のことです。

人間の身体は、朝６時頃、脳下垂体《のうかすいたい》から「お目覚めホルモン」が分泌されると、今度は副腎《ふくじん》から「お元気ホルモン」が分泌され、「さあ、頑張るぞ！」という気持ちになります。そして、夜８時頃になると、松果体《しょうかたい》から「お眠りホルモン」が分泌され、眠くなります。

「朝起きて夜眠る」という生活のリズムをサーカディアンリズムと呼びますが、このリズムを乱さないようにして、活力と元気を与えてくれるのがソル・メドロールです。

だから私は、少しでも元気になって退院してもらうために、ソル・メドロールの注射をお願いしています。

ステロイドホルモンには、ソル・メドロールのように「生活のリズムを乱さない高価なもの」もあれば、「生活のリズムを乱す安価なもの」もあります。

通常、病院などで多く使われる安価なステロイドホルモンは、生活のリズムを壊しやすかったり長期間使うと免疫力が下がったりするので、使い方には注意が必要です。

安心をもたらす「お別れパンフ」

２０１９年に発生した新型コロナウイルス感染症（ＣＯＶＩＤ－19）は、２０２０年に入ると世界中に流行しました。この本では、このウイルスのことを「コロナ」と呼んでいます。

コロナは世界中に恐怖と混乱を与えましたが、特に深刻だったのは医療です。救急車を呼んでも搬送先の病院が見つからないまま亡くなったり、自宅待機中に亡くなったり、ご遺体をビニール袋に入れられたり、家族に会えないまま遺骨にされたりしたのです。

病院では会話や面会が厳しく制限され、誰にも会えない孤独から逃れるように大勢の患者さんが退院しました。

家に帰ったことで笑顔に変わる人も増えたようです。

皮肉なことにコロナは、「家だと心が暖かくなり、笑顔になれる」という気づきを与えてくれたのかもしれません。

●谷川さん（87歳・女性）
●病名……肺がん（末期）、多発性脳梗塞、誤嚥《ごえん》性肺炎
●同居の家族……なし（一人暮らし）

ある日のこと、谷川さんの娘さんが相談外来にやって来ました。

「先生、聞いてください。母はリハビリのために入院したのに、認知症だと誤解され、部屋から出ることを禁止されたんです！」

娘さんはすごく怒っています。話を聞くと、こういうことのようです。
・谷川さんは、肺がんを患《わずら》っている
・1か月前から歩きにくくなった
・病院の主治医からリハビリを勧められ、入院した
・一向にリハビリが始まらないので、廊下で歩く練習を始めた
・それを見た看護師が「徘徊《はいかい》している」と言い出した

・認知症と言われ、部屋から出してもらえなくなった

娘さんが怒るのも無理はありません。私が、「なるほど……」と頷《うなず》くと、娘さんはこう言いました。

「そのことを電話で母から聞いた時は、驚きと怒りでいっぱいになりました。だからすぐに転院させようとしたんです。でもタイミング悪く、母が誤嚥《ごえん》性肺炎にかかってしまい、転院できませんでした」

「そうだったんだね。それでどうしたいの？」

「母を退院させたいんです。実は2日前、主治医から電話がかかってきて、余命数日だと言われたんです。リハビリのために入院したのに、どうしてこんなことに……。私があの病院を選んでしまったんです」

拳《こぶし》を強く握りながら話す娘さんの様子から、悲痛さが伝わります。

「孤独な空間に閉じ込められた上に、コロナのせいで面会謝絶。それは生きる希望も失うよね。それで、お母さんはどう言っているの？」

「母は、『誰も来てくれない。寂しい。家に帰りたい』と泣いていました」

「じゃあ、すぐに帰らせてあげようよ。家に帰ってから笑顔になった人がたくさんいるよ」

「でも、母は誤嚥性肺炎にかかっているんです」

「大丈夫だよ。あまり知られていないけど、誤嚥性肺炎は家でも治せるよ」

「本当ですか!? お願いします。母を助けてください！」

私はすぐに病院の主治医に電話をして退院のお願いをしました。そしてもう一つ、退院前のソル・メドロールもお願いしました。

しかし、ソル・メドロールは断られてしまいました。

患者さんのことを考えれば、ソル・メドロールの注射が理想ですが、保険が適用されないこともあるので病院の負担になったり、主治医が退院に前向きでなかったりする時は、断られることもあります。

これ以上お願いしてもだめだと思った私は、すぐに娘さんに伝えました。

「今すぐ退院しましょう。1時間もあれば、お母さんは家に帰れるよ」

1時間後、谷川さんは無事、家に帰ってくることができました。しかし、24時間以内に死ぬ可能性が高いと言われる下顎《かがく》呼吸は、すでに始まっています。

すぐにソル・メドロールを注射して、酸素マスクをつけると少し落ち着きましたが、予断を許さない状況です。

そこで訪問看護師は、ご家族に「お別れパンフ」を手渡し、「会いたい人がいれば、すぐに呼んでください」と伝えました。

「お別れパンフ」とは、患者さんとのお別れが近づいた時、ご家族に読んでもらうために小笠原内科が作成したパンフレットで、これから患者さんに起こる症状や亡くなるまでの過程、家族が注意しておきたい事柄などが書かれています（前著『なんとめでたいご臨終』を参照）。

「お別れパンフのおかげで心の準備ができて、暖かい気持ちで見送れた」「安心できた」と、たくさんのご家族が喜ばれています。

娘さんは「お別れパンフ」を見つめながら目に涙を浮かべていましたが、突然思い出したように言いました。

「そういえば入院中に母が、『お父さんが夢に出てきた』と言っていました。亡くなった父が、『早く家に帰っておいで』と母を呼んでいたのかな……」

「だったらお母さんの枕元に、お父さんの写真を飾ってあげたら？　お父さんも喜ぶかもしれないよ」

するとと娘さんが写真を持ってきて枕元に置きました。写真の中のご主人は、「よく帰ってきたね。もう苦しまなくていいんだよ」と言っているようでした。

娘さんは涙ぐみながら、その姿を見つめていました。

谷川さんはその日の夜、旅立たれました。退院してから15時間後のことでした。


翌朝、私が訪問すると、娘さんが谷川さんの枕元に座っていました。

「眠っているみたいですよね……。母は、孫たちにも会うことができたんですよ。もう意識は薄かったけど、孫たちのはしゃぐ声は聞こえていたと思います。

それと、昨日は兄が来てくれたんです。母は入院中、『息子に会いたい』と何度も言っていたんです。兄は東京に住んでいて、面会にはコロナのＰＣＲ検査が必要だったので、ずっと会えなかったんです。

母は、兄の手を握りながら涙を流して喜んでいました。生きているうちに会わせてあげられて、本当によかったです。

昨夜は、母と兄と私の三人で布団を並べて寝たんです。深夜２時頃、母の布団が少し動いた気がしました。私と兄がそれに気づき、『お母さん』と呼びかけると、『はぁい』と返事をしてくれました。それが母の最期の言葉でした」

　娘さんはそこまで言って、微笑みました。

「母は、とても穏やかに逝《い》きました。家に帰ってきてから亡くなるまではあっという間だったけど、最期は家で看取れてよかったです。私が母を入院させてしまったので責任を感じていましたが、胸のつかえが取れた気がします。

　母が亡くなった瞬間は、悲しすぎて泣いてしまいそうでした。でも、最期までそばにいて看取ることができ、みんなで一緒に過ごせた、そう思ったら胸が熱くなり、感謝の涙がこみ上げてきました。

　今は、『お母さん、ありがとう』という気持ちでいっぱいです」

　孤独だった谷川さんの心は、家に帰って暖かくなりました。

　最初こそ、病院への怒りが収まらなかったご家族も、谷川さんの姿に心が暖かくなり、納得のいくお別れができました。

　この日の青空を見上げながら、これからも患者さんとご家族の心が暖かくなるようなケアを続けたいと強く思いました。

家でも、輸血をしながら仕事ができる

在宅医療のいいところは、制限がほとんどないことです。外出も旅行もお酒もたばこも自由。もちろん仕事だってできます。

今回は、自宅でカイロプラクティック院を営んでいた患者さんを紹介します。

●沢井さん（81歳・男性）
●病名……白血病（輸血）
●同居の家族……なし（一人暮らし）

ある日のこと、沢井さんの娘さんが、私の相談外来にやって来ました。

「先生、白血病で入院している父が、家に帰ってカイロプラクティックの仕事をしたいと言うんです。輸血が必要なのに退院なんて無理ですよね……」

「家でも輸血はできるから、退院させてあげたら？」

「えっ!?　家でも輸血ができるんですか？」

「うん。訪問看護師さんが手伝ってくれるから心配いらないよ」

その瞬間、娘さんの表情には希望が広がっていました。


相談外来の数日後、沢井さんは退院し、在宅医療が始まりました。

私が訪問診療に行くと、沢井さんは時々、こんなことを言いました。

「先生、疲れているようだね。こっちに横になって」

そして私をベッドに連れていき、カイロプラクティックをしてくれたのです。

診察に来たはずの私が、沢井さんの施術で癒やされてしまいました。

治療のために入院して仕事を諦める患者さんが多い中、仕事を続けながら治療が受けられる在宅医療は、希望の持てる医療だと実感しています。


「無理するといけないよ」と私が声をかけると、「これが生きがいだから」と笑っています。生きがいならやめさせることはできません。生きがいが延命効果をもたらすことを、私は知っているからです。

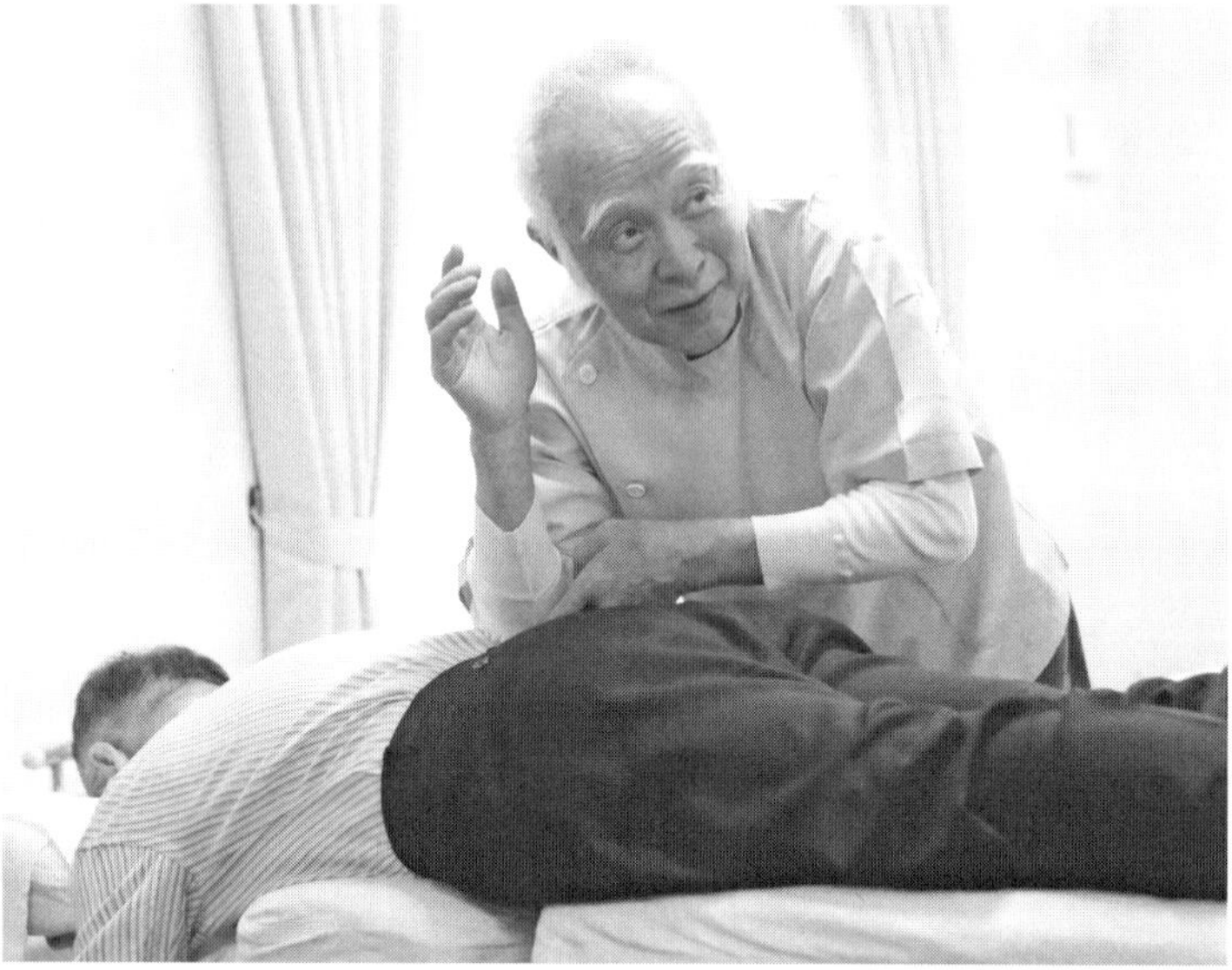

重症貧血（ヘモグロビン値４ｇ／dℓ）の沢井さんに、カイロプラクティックをしてもらう著者。

ある日のこと、私が訪問すると、沢井さんはお孫さんと嬉しそうにケーキを食べていました。そんな父の姿を見ていた娘さんは、

「在宅医療は介護が大変だと思っていました。でも今は、父を支えてあげられることに喜びを感じています。それに、大好きな仕事をしながら朗らかに暮らせるなんて、父も私も幸せです」

と、涙ぐみました。

在宅医療は、病院と違ってい

つでも訪問できて、他人に気を遣わなくてもいいので、家族はリラックスした環境で見守ることができます。

その半月後、沢井さんは旅立たれました。私が往診すると、娘さんは涙を浮かべながら沢井さんの手を握りしめていました。

「父が亡くなったことは寂しいけど、心はとても穏やかです。孫たちに見守られながら、眠るように逝きました……。嬉しいです」

その言葉に安堵し、帰ろうとした時です。娘さんが、

「先生、アレやらないの？」

と、ピースサインをしながら話しかけてきたので、私は驚きました。

「えっ、するの!?」

「はい。先生の本を読んだ時は、親がどんなにいい死に方をしても、亡くなった直後に〝笑顔でピース〟をするなんて絶対にできないと思ってたけど、今、ピースがしたいんです。先生、一緒に笑顔でピースの写真を撮りましょうよ」

悲しいはずなのに、思わず笑みがこぼれる。ピースがしたくなる。不思議なこ

とですが、そういうことが起こりうるのが在宅医療です。

娘さんのリクエストで、みんなで記念撮影。パシャリ、と音がするたび、娘さんの笑顔は増していきました。


沢井さんの在宅医療では、もう一つ、驚くべきことがありました。それは、ヘモグロビンの数値が3g／dℓ《デシリットル》まで下がっても、お風呂に入っていたことです。

ヘモグロビンの基準値は、男性で14～18g／dℓ、女性で12～16g／dℓと言われ、値が減ると貧血が起こるので、立つこともままなりません。

沢井さんが退院する時、私は主治医から「数値が8g／dℓ以下になったら輸血をしてほしい」と言われました。しかし、退院して2か月も経つと、沢井さんは輸血を拒否するようになったのです。

すると輸血を中止した2か月後には、数値が6g／dℓに、4か月後には4g／dℓまで下がってしまいました。ところが、そんな状態でもカイロプラクティックの施術をしていた沢井さん。生きがいがあるとはいえ、私は驚いてしまいました。

そして6か月後、数値はとうとう3g／dℓまで下がりました。

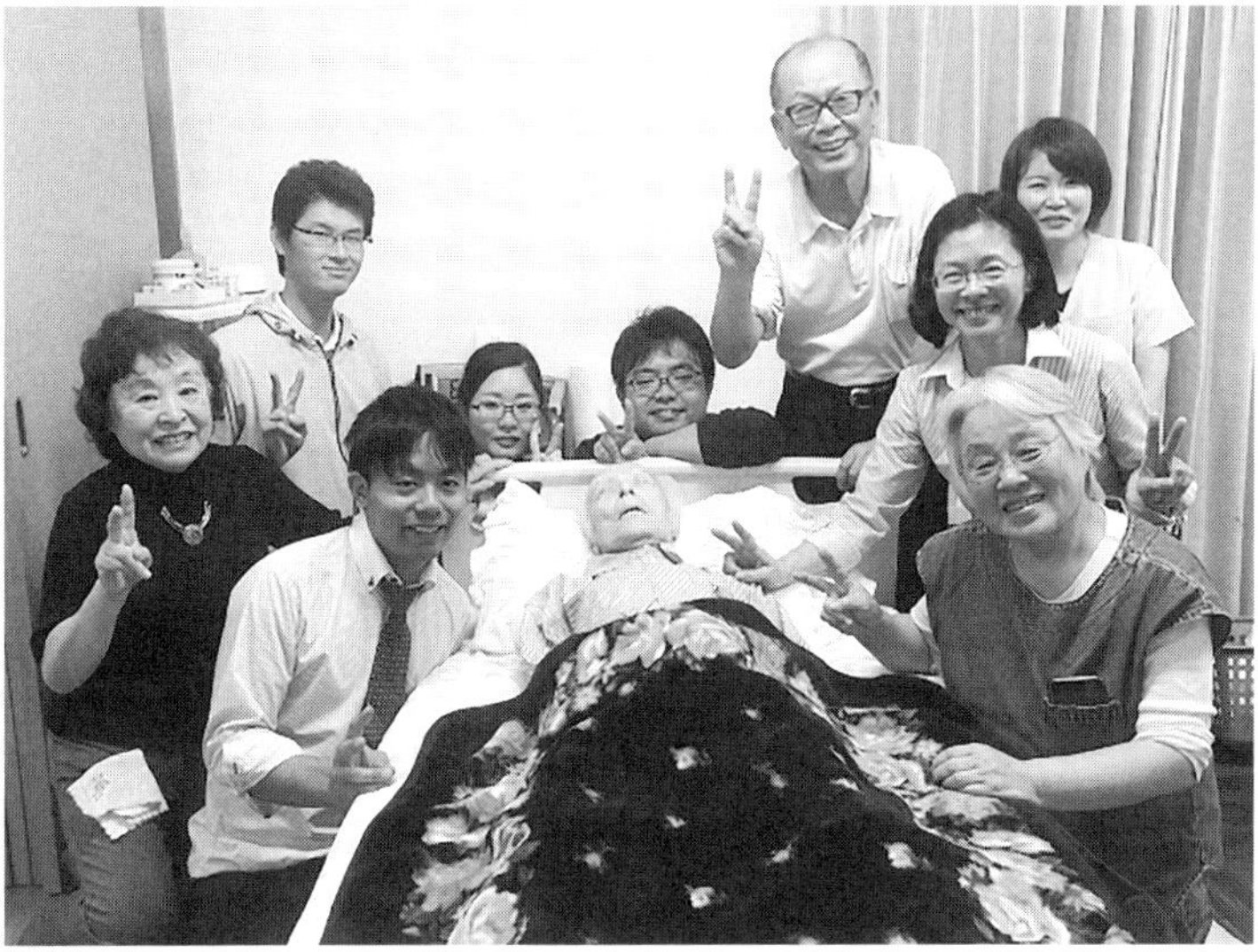

沢井さんが旅立たれた直後に、〝笑顔でダブルピース〟をする娘さん（右側手前から２番目）。

病院で勤務していた時の経験では、数値が３g／dlに下がる前に亡くなる人がほとんどでしたが、沢井さんは家族に支えられながらお風呂に入り、〝いい湯だな、アハハン〟とご機嫌だったのです。

家でのんびりと入るお風呂は、きっと至福の時間だったことでしょう。

病院では「死」に至るような状態でも、家だと奇跡のようなことが起こるのは、希望が活力を生み出すからかもしれませんね。

ラジオで広まる在宅医療

私は岐阜ラジオ放送の『小笠原先生のあんきに元気に生きよまい』という番組に出演しています。この番組は２０２３年に16年目を迎えました。リスナーから番組宛に、こんなお便りが届いたので紹介します。

「いつも楽しく聴いています。

『なんとめでたいご臨終』を読んでから数年後のことです。姉の夫が末期がんになり、入院しました。でも家に帰りたがっていたそうです。

姉の夫は退院したい一心で、小さな身体を丸めて必死に痛みを堪《こら》えていましたが、どれだけお願いしても退院許可は出ませんでした。

姉は半《なか》ば諦めていましたが、私は先生の本を読んでいたので、退院できると信じていました。姉を励ましながら一緒に在宅医を探したり、主治医にお願いししたりと、やれることをやりました。

するとようやく、姉の夫は家に帰ることができたのです。そのころには自分で立つこともできないぐらいに衰弱し、トイレにも這《は》いずっていくような状態でしたが、家に帰れたことをとても喜んでいたそうです。

退院してから1か月後、姉の夫は眠るように穏やかに旅立ちました。

短い時間だったけど、最期だけでも家に帰らせてあげられてよかったと、姉も喜んでいました。これが〝なんとめでたいご臨終〟なんですね」

患者さんの願いが叶ったという報告に、私は嬉しくなりました。

病院の医師が退院許可を出さない理由はいろいろあると思いますが、在宅医療のことを詳しく知らないということも、理由の一つでしょう。

大半の在宅医は病院で働いた経験があるので、病院医療と在宅医療の両方の特徴を知っています。でも病院の医師は、在宅医療を経験する時間もなければ、学ぶ機会もほとんどありません。

在宅医療の良さを知らないと、患者さんを任せることに不安を感じ、退院させられないのは仕方がないのかもしれません。

だから私は、患者さんの退院後の様子を、病院の主治医にできるだけ報告するようにしています。患者さんが家に帰って笑顔で暮らしているとわかれば、主治医の在宅医療への理解が深まり、これから退院を希望する患者さんたちがスムーズに退院できるようになるからです。私の著書『なんとめでたいご臨終』を読んでもらうこともあります。


病院の役割は、「病気を治すこと」です。

在宅医療の役割は、「笑顔で暮らせるように支えること」です。

両者は役割が違うのです。そもそもの役割が違うということや在宅医療でできることが以前と比べて飛躍的に増えていることを知らず、退院を許可しない医師が多いことはとても残念です。


ご本人がどうしても闘いたくなければ闘い続ける必要はありません。最期は好きなところで過ごしていいと思います。それが患者さんにとっても残される家族にとっても、心が暖かくなる方法だからです。

たくさんある選択肢の中から、悔いの残らない方法を選べるといいですね。

「死亡診断書」か「死体検案書」か

「死亡診断書」と「死体検案書」の違いをご存じですか？　簡単に言うと、死亡診断書は死因がはっきりしている時や事件性がない時に、死体検案書は死因がはっきりしていない時や事件性が疑われる時に発行されます。

次のケースでは、どちらが発行されたのでしょうか。

- 吉田さん（80歳・男性）、余命１日
- 病名……胃がん（末期）、非結核性抗酸菌症
- 同居の家族……妻

まず、「往診」と「訪問診療」の違いから説明します。

「往診」とは、急変時や死亡時などに患者さんや家族から呼ばれて患者さんの家

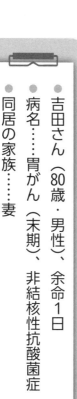

へ行き、診察することを指します。つまり、〝緊急性のある訪問〟です。

「訪問診療」とは、前もって計画したとおりに患者さんを訪問して診察することを指します。つまり、〝緊急性のない訪問〟です。

医療従事者はこの言葉を使い分けることで、緊急性の有無を判断しています。


コロナ禍《か》のある日、小笠原内科に吉田さんの奥さんから電話がありました。

「今朝、夫が真っ赤な血を吐《は》いたんです！　夫は末期がんですが、この一年はマスクや消毒が嫌だと言って通院していませんでした。夫は『医者を呼ぶな』と言っていますが、すぐに来てください！」

いつもならすぐ「往診」に向かいますが、コロナ禍ではそういうわけにはいきません。感染対策として、ご家族との会話を減らすために通院歴のある病院からできるだけ情報を集めたり、防護服を着用したりと、多少時間がかかります。

1時間後、吉田さんの家に到着すると、奥さんが大急ぎで部屋へ案内してくれました。診察をした結果、助かる見込みはないと判断しましたが、痛みや苦しみが出ないように治療を始めようとしました。しかし、吉田さんに拒否されてしまいました。患者さんには望まない治療を拒否する権利があり、医師は治療を強行することはできません。

私は心配そうに見つめる奥さんに、

「今日にでも亡くなる可能性が高いので覚悟してください。もし呼吸が止まっても、救急車は呼ばず、小笠原内科に電話してくださいね。ご主人が苦しまないためですよ」

と伝えて帰りました。

そしてその日の午後、吉田さんは亡くなりました。朝の電話から数時間後のことでした。

往診した私は、その場に立ち尽くしている奥さんに話しかけました。

「驚いたよね。でも、亡くなる前に往診しておいてよかった」

「えっ、どうしてですか？」

「だって往診していなかったら、僕は警察を呼ばないといけなかったからね」

「警察!?」

「うん。一度も診療していないと死亡診断書は書けないから……。それにご遺体を見た警察から、『病院に行かせていない。薬も飲ませていない。痩せすぎている。虐待の疑いもあるので話を聞かせてください』と言われたかもしれないし」

「そんな……。本人が希望していたんですよ……」

「当の本人は亡くなっているからねえ」

奥さんは言葉を失っていましたが、決して大げさに言っているわけではありません。実際、そうした場に接したことがあります。

大切な家族が亡くなったばかりだというのに、心ない言葉を浴びせかけられたり、警察署に呼ばれて尋問を受けたり、司法解剖をされたりするのは、遺族にとっても一生残る深い傷になるでしょう。

それらを考えると今回はよかったと思いますが、もっと早く往診を依頼してもらえていたら、残された時間をゆっくりと家族で過ごせただろうなとも、残念に思いました。

「笑顔でピース！」第1号へのインタビュー

- 水野さん（66歳・女性）
- 病名……肺がん（末期）、脳転移
- 同居の家族……次女、長女（嫁ぎ先から一時的に帰省）

ある日のこと、奥野《おくの》修司《しゅうじ》さんからこんな電話がありました。

「小笠原先生、『なんとめでたいご臨終』、読みましたよ。看取った直後にご遺族が笑顔でピースをしている写真、あれは本当ですか？　ぜひご遺族から話を聞きたいのですが……」

奥野さんは「大宅《おおや》壮一《そういち》ノンフィクション賞」を受賞するなど高名な作家で、看取りや在宅医療の著書を出版されています。私も何度か取材を受けたご縁から交

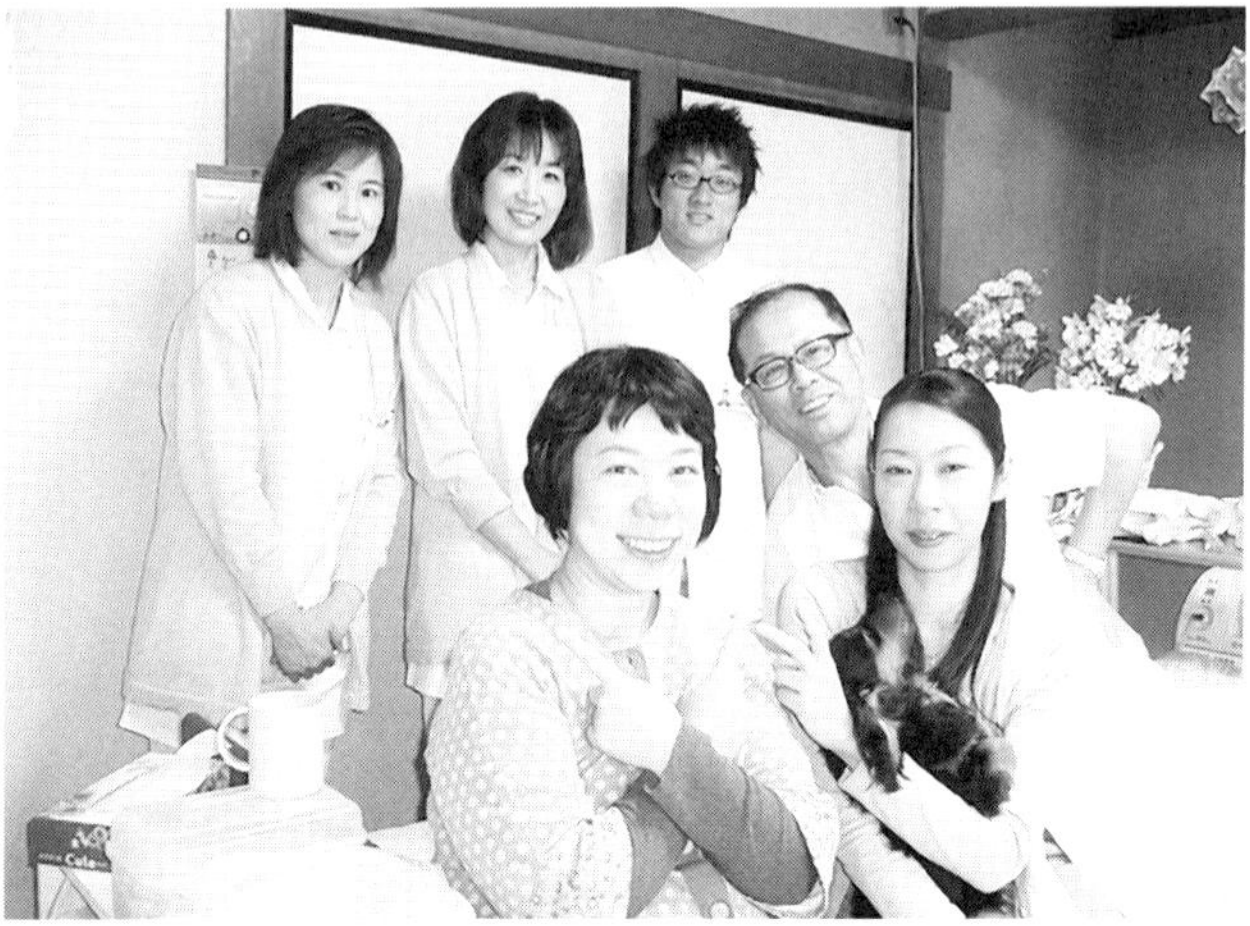

母親を看取った直後に目に涙を浮かべながら〝笑顔でピース〟をする姉妹。

流がありました。

そこで、一緒にご遺族を訪ねることにしました。

ご遺族の当時の思いや私の在宅医療がどう見えていたのかなどがよく伝わるインタビューだったので、奥野さんとご遺族の許可を得て掲載します。

奥野「どういう経緯で小笠原先生と知り合ったの？」

次女「母は入院中、『痛い、苦しい』と鬼のような形相で、ベッドの柵に掴《つか》まりながら、毎日泣いていました。見ている私も本当に辛かったです。

でも主治医は何もしてくれませんでした。いてても立ってもいられなかった私は、セカンドオピニオンとしてほかの病院に行きました。するとその病院の看護師さんから、『うちの病院にはお母さんの情報がないので、今の病院にいるか、緩和ケア病棟へ入るか、小笠原内科の在宅緩和ケアを受けるかのどれかでしょうね』と言われたんです。最初は緩和ケア病棟を考えたけど、申請してから入院できるまでには1か月以上かかると言われ、母の余命が1か月ということもあり、諦めました。小笠原内科のことは知らなかったけど、看護師さんから『小笠原内科さんは、痛みは取れるとおっしゃっています』と言われ、腹をくくりました。

小笠原先生に電話すると、先生は私の話を2時間も聞いてくれました。そして母の病室に来て、『痛みは取るから退院しましょう』と言ってくれたんです」

奥野「家に帰ってからの様子はどうだったの？」

次女「私は当初、在宅医療に対して半信半疑でした。でも退院してから2日後には痛みが取れて薬による発疹《ほっしん》も引いたので、本当に驚きました。

数日後には、かつ丼を食べたり、庭で草むしりをしたり、犬と遊んだり、家族で近くの河原に歩いていってお花見ができるほどになりました。

数日前に、病院のベッドの柵に摑まって泣いていたのが、嘘のようでしたね」

奥野「お母さんの様子が変わっていったのは、いつごろから？」

次女「亡くなる1週間前からです。それまでは普通にご飯を食べていたけど、少しずつ食欲が落ちて、亡くなる3日前には意識が遠くなる時間が増えました。

亡くなる前日は自分でトイレに行けていたけど、亡くなった日の朝は起きることもできなくなっていました。

だから私はその日、おむつを買いに行ったんです。そして家に帰った直後、母の様子が少しおかしくなりました。そこへちょうど、訪問看護師さんが来てくれました。

すると母は、スーッと息をしたかと思うと、そのまま亡くなったんです」

奥野「お母さんが亡くなった直後なのに、〝笑顔でピース〟の写真撮影ができたのはどうして？　ピースは自然にできたの？」

次女「はい。気づくと、ピースをしていたんです。小笠原先生が来てくれて、いろいろ話しているうちに、『痛みを取ってあげられた。お母さん、よかったね』という思いが込み上げて、涙はあふれてきたけど、嬉しかったんだと思います」

奥野「小笠原先生の著書の中に、〝元気に死んでいった母をうらやましく思います〟というあなたの手紙が紹介されていたけど、その真意は？」

次女「母が亡くなった後、私にも赤ちゃんができました。生まれた瞬間、赤ちゃんは泣いていました。その時、〝泣いて生まれてきたとしても、笑顔で死ねたらいいいな〟と思ったんです。

母は穏やかな顔で死にました。がんになると、痛みと苦しみを我慢しながら死んでいく人が多いと聞くのに、そんなふうに旅立てたことが嬉しくて、そういう言葉が出たんだと思います」

この姉妹が、お母さんのご遺体の前で笑顔でピースをした時、私は強い衝撃を受けました。私にとって、これが初めての〝笑顔でピース〟だったからです。

「生き方」、「死に方」、「看取り」のすべてがよかった時、人は愛別離苦の辛さがあっても、笑顔で見送ることができることを姉妹は私に教えてくれました。

あれから13年が経ち、これまでに50組以上のご遺族が、旅立ちの直後にご遺体の前で〝笑顔でピース〟の写真を撮影しています。

〝笑顔でピース〟の写真を見るたびに、なんとめでたいご臨終を経験された患者さんは、ご遺族にも私にも、この世を生きる道を教えてくださったのだと感じます。

そのご縁に感謝です。

第3章

「在宅医療はお金がかかる」と心配しているあなたへ

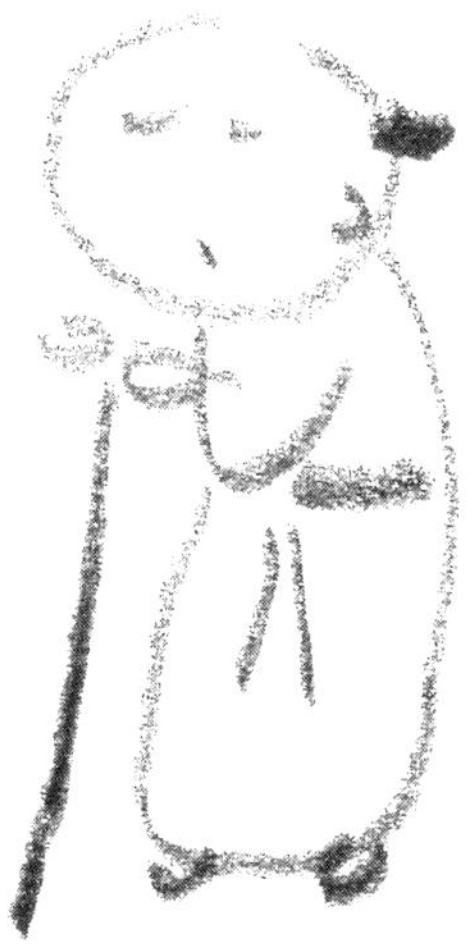

在宅医療のお金の仕組み

〝在宅医療は裕福な人しか受けられない〟と思っている方も多いようですが、そんなことはありません。実際、生活保護を受けている患者さんや年金で生活している患者さんも在宅医療を受けています。

第3章では、在宅医療の安さを知っていただくために、実際の「在宅医療費」をエピソードとともに紹介します。

その前に、在宅医療のお金を安くするコツを4つお伝えします。

①「お金がかからないようにしてほしい」と恥ずかしがらずに伝えること

②医療保険や介護保険などを上手に使うこと

③高額療養費制度と高額介護サービス費制度を利用すること

④ＴＨＰ《トータルヘルスプランナー》がいるなど、連携・協働がスムーズなチームを探すこと

在宅医療にかかる費用の内訳は、左のようになります。

在宅医療費の内訳

医療保険
（高額療養費制度利用可）

・訪問診療、往診
・訪問看護、訪問リハビリ（※1）
・検査、処置、指導
・薬代

等

介護保険
（高額介護サービス費制度利用可）

・居宅療養管理指導費
・訪問看護、訪問リハビリ（※1）
・訪問薬剤
・訪問介護
・訪問入浴
・デイサービス、ショートステイ
・福祉用具レンタル、住宅改修

等

自費

・自費ヘルパー、家政婦
・交通費（※2）、駐車場代
・死亡診断書
・エンゼルケア代

等

（※1）訪問看護・訪問リハビリは基本的に介護保険が適用されるが、特別訪問看護指示書が出た場合は医療保険が適用される
（※2）交通費はかからない場合とかかる場合がある。訪問診療は無料で、往診は有料（自費）。訪問看護は、介護保険での訪問は無料で、医療保険での訪問は有料（自費）となる。金額は医療機関によって異なる

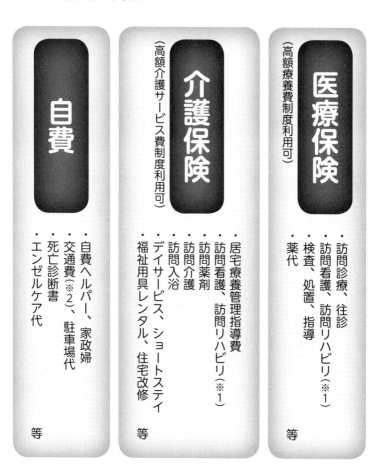

本書では、患者個人の在宅医療費を次の条件に統一して記載しています。

・表の中の項目は、小笠原内科独自の名称である

・厚生労働省の指針に従って計算している

・死亡診断書（必須）とエンゼルケア（任意）の価格設定は自由なため、小笠原内科ではどちらも1万円に設定している

・食費や家賃、おむつ代などの生活費は含まない

・「高額療養費制度」と「高額介護サービス費制度」を利用した前提で、適用後の料金をできるだけ正確に調べて記載している

・厚生労働省が定めた「在宅緩和ケア充実診療所」の認定加算を含む

・医療保険は一の位を四捨五入、介護保険は小数点以下を切り上げている

この章で紹介する患者さんは、全員が一人暮らしです。家族と同居している人よりも一人暮らしの人のほうがお金はかかると思われますが、実際はどれくらいのお金がかかるのでしょうか？　早速見ていきましょう。

「月3万円あれば大丈夫」って本当ですか？

在宅医療は、病気だけでなく患者さんの生活全般を見ます。家族や仕事、趣味やお金、死への思いなど、どんな話にも耳を傾け、支えます。

今回は、「妻の納骨まで生きていたい」と願った患者さんのお話です。

- 高井さん（70歳・男性）
- 病名……肺がん（末期）
- 同居の家族……なし（一人暮らし）
- 支払ったお金（自己負担額）
  - ●死亡前々月……2万1644円（16日分）
  - ●死亡前月……2万5157円（31日分）
  - ●死亡月……4万1854円（10日分）

ある日のこと、高井さんが小笠原内科にやって来ました。

高井さんの奥さんは、小笠原内科の在宅医療を受けて半年前に旅立たれています。久しぶりに見た高井さんの姿に、私は驚きました。

「高井さん、今日はどうしたの？」

「実は私、末期がんと言われてしまったんですよ。妻が亡くなったばかりだというのにね……。妻の一周忌に納骨をするまで生きられるかどうか……」

「そうか、納骨できるといいよねぇ。高井さんも家で暮らせば、奥さんのように朗らかに生きられるかもしれないよ」

「そうしたいけど、お金がないんです」

「高井さんは〝末期がん〟だから、きっとお金はかからないと思うよ」

「どうして!?」

「末期がんの人は、モルヒネと家の癒やしの効果で痛みや苦しみが取れやすいからね。だから笑顔で長生き、ぴんぴんころり、そんな人が多いんだよ。それに僕の経験では、〝がん〟の人は寝たきりになる期間が短いことが多いから、介護のお金も少なくて済むんだよ」

するとと同席していたＴＨＰ《トータルヘルスプランナー》が、こう付け加えました。

「患者さんが負担するお金には上限があるから、『高額療養費制度』を使えば払いすぎた分は戻ってきますよ。それに末期がんの人は『在宅がん医療総合診療料（在がん医総診）』も適用されて、一度に支払う金額も少なくて済みますからね」

高井さんが安心した表情に変わったのを見て、私は尋ねました。

「ところで、高井さんは年金をいくらもらってるの？」

「月に9万円です。でも家賃に2万5000円、生活費に3万5000円かかります」

「残りは3万円だね。それだけあれば十分だよ。在宅医療は、お金がないならないなりにできるからね」

高井さんは驚きと安堵《あんど》の表情で、しばらく私の両手を握っていました。

在宅医療を始めてから数日後、私が訪問すると高井さんは微笑んでいました。

「やっぱり家はいいなぁ。訪問看護師さんが優しいし、痛みもないし、夜もちゃんと眠れるし。妻の時に在宅医療を経験してるから、安心だ」

高井さんはそう言いながら、仏壇の前で手を合わせました。

「こうやって妻に話しかけていると、返事がくるような気がしてね。入院していたら、仏壇に手を合わせることもできないんだろうね」

「今の感じなら、奥さんの納骨まで生きられるかもしれないね」

私はそう答えながら、奥さんと暮らした思い出の空間が高井さんの心を暖かくし、納骨という目標が生きる気力を与えているのだろうと感じました。


半年後、高井さんは旅立たれました。奥さんの納骨の5日前のことでした。

私が訪ねると、息子さんが目を潤ませながら話してくれました。

「納骨までは生きられなかったけど、父は最期までこの家で暮らすことができました。母との思い出がいっぱいに詰まった家で過ごせて、本当によかった。穏やかに逝《い》けて、きっと喜んでいると思います」

息子さんは父親の手を握りしめ、ひとり言のように呟《つぶや》きました。

「今ごろ、母さんと会っているのかな」

患者さんが穏やかに旅立たれたかどうかは、ご家族が私を迎え入れてくれた時の表情を見ればすぐにわかります。そして、家の中に暖かい空気を感じると、私も暖かい気持ちになります。

私は高井さんと、「月３万円以内で在宅医療を行う」と約束していました。死亡月は死亡診断書代などがかかるので仕方がないとしても、その約束はほぼ守ることができました。

お金について不安がある人は多いと思いますが、在宅医療費は、所得の多い人は負担が多く、所得の少ない人は負担が少ないというように、誰でも支払える仕組みになっているので心配いりません。

病院に入院するほうが安いと思っている人もたくさんいますが、それは違います。生活そのものを見ている在宅医療なら、患者さんの経済力に合わせて工夫ができます。

だからほとんどの人が入院より安いお金で最期まで暮らせるのです。

住み慣れた家で、家族に迷惑をかけずに、好きなことをしながら、朗らかに過ごせる。そのうえ、費用も抑えられるなんて安心だと思いませんか？

高井さんが亡くなるまでの３か月の自己負担額と在宅医療費の内訳

		死亡 前々月 2月分（16日分）	死亡 前月 3月分（31日分）	死亡月 4月分（10日分）
医療保険（医療費）	クリニック等	319,200円	604,500円	352,980円
	訪問看護ステーション	0円 （在がん医総診）	0円 （在がん医総診）	127,940円 （在がん医総診と出来高の混合）
	薬局	18,900円	45,500円	16,950円
	小計	338,100円	650,000円	497,870円
	ⓐ自己負担額　（2割）	**※18,000円**	**※18,000円**	**※18,000円**
介護保険	居宅療養管理料	0円	2,940円	2,940円
	訪問看護	0円	0円	0円
	訪問薬剤	21,280円	40,490円	5,070円
	訪問介護	6,658円	19,640円 （タッチパネル利用）	19,640円 （タッチパネル利用）
	福祉用具	8,500円	8,500円	6,890円
	小計	36,438円	71,570円	34,540円
	ⓑ自己負担額　（1割）	**3,644円**	**7,157円**	**3,454円**
自費	交通費	0円	0円	400円
	エンゼルケア			10,000円
	死亡診断書			10,000円
	ⓒ自己負担額　（10割）	**0円**	**0円**	**20,400円**
在宅医療費の総額		**374,538円**	**721,570円**	**552,810円**
実際の自己負担額ⓐ＋ⓑ＋ⓒ 合計		**21,644円**	**25,157円**	**41,854円**

※高額療養費制度を適用（自己負担限度額は18,000円）

デイサービス代は高くないって本当ですか？

在宅医療を受けている患者さんの中には、デイサービスを楽しみにしている人も大勢います。もし週３回デイサービスに通ったら、お金はどれくらいかかるのでしょうか？

- 石田さん（90歳・女性）
- 病名……右肺膿瘍《はいのうよう》後遺症、誤嚥《ごえん》性肺炎
- 同居の家族……なし（一人暮らし）
- 支払ったお金（自己負担額）
  - 死亡前々月……２万５４７５円（31日分）
  - 死亡前月　……２万７５８２円（31日分）
  - 死亡月　　……３万５０４０円（13日分）

デイサービスとは、入浴、食事、レクリエーションなどをしながら施設で一日を過ごすことです。朝から夕方まで滞在するのが一般的で、送迎も施設が行ってくれます。家族が〝留守にするから一日だけ面倒を見てほしい〟という時にも利用できます。

これは、石田さんが受けていたサービスです。

月・水・金　……デイサービス（入浴、食事など）
火・木　　　……ヘルパー（掃除、洗濯、買い出しなど）
土・日　　　……訪問看護、訪問リハビリ

石田さんはデイサービスが大好きでした。在宅医療を受けていた3年間で、デイサービスを休んだ日は数えるほどしかありません。

なんと亡くなる前日も、デイサービスを満喫していたほどです。

石田さんが亡くなった後、息子さんが私に話してくれました。

「先週は母の誕生日でした。デイサービスの方が開いてくれる誕生日会を母は毎年楽しみにしていたので、きっとそれまで頑張ったんですね……。亡くなる前日までお世話をしてくださったデイサービスのスタッフさんには、感謝しかありません」

デイサービスでは、大きなお風呂でゆっくり入浴ができて、心も身体もリフレッシュ。レクリエーションは楽しい上にリハビリにもなります。デイサービスのスタッフと心が通って癒やされる患者さんも多いようです。

一人暮らしの人は、家族と同居している人よりも介護の費用が高くなる傾向にあります。にもかかわらず、デイサービスに週3回も通っていた一人暮らしの石田さんの在宅医療費が安かったことは、嬉しい事実ですね。

石田さんのケースは、介護保険を上手に使えば安いお金で最期まで笑って暮らすことができるという実証だと思います。

そして息子さんが在宅医療を暖かい気持ちで見守ってくれたのは、石田さんが常日頃から「一人でも、最期まで家にいたい」と言い続けていたからでしょう。

病気になってからではなく、元気なうちから家族に思いを伝え、願いを叶えてほしいと思います。

石田さんが亡くなるまでの3か月間の自己負担額と在宅医療費の内訳

		死亡 前々月 12月分(31日分)	死亡 前月 1月分(31日分)	死亡月 2月分(13日分)
医療保険(医療費)	クリニック等	71,260円	71,260円	221,190円
	訪問看護ステーション(※1)	0円	0円	24,480円
	薬局	5,200円	5,200円	3,400円
	小計	76,460円	76,460円	249,070円
	ⓐ自己負担額 (1割)	**7,650円**	**7,650円**	**(※2)8,000円**
介護保険	居宅療養管理料	2,950円	2,950円	2,950円
	訪問看護(※1)	10,440円	10,930円	0円
	訪問薬剤	0円	0円	0円
	訪問介護	37,448円	37,448円	18,723円
	デイサービス等	113,153円	133,734円	40,595円
	福祉用具	14,250円	14,250円	7,130円
	小計	178,241円	199,312円	69,398円
	ⓑ自己負担額 (1割)	**17,825円**	**19,932円**	**6,940円**
自費	交通費	0円	0円	100円
	エンゼルケア			10,000円
	死亡診断書			10,000円
	ⓒ自己負担額 (10割)	**0円**	**0円**	**20,100円**
在宅医療費の総額		**254,701円**	**275,772円**	**338,568円**
実際の自己負担額ⓐ+ⓑ+ⓒ 合計		**25,475円**	**27,582円**	**35,040円**

(※1) 訪問看護は介護保険が適用されるが、特別訪問看護指示書が出た場合は医療保険が適用される
(※2) 高額療養費制度を適用(自己負担限度額は、8,000円)

若い人はお金がかかるって本当ですか？

前著を読んでくださった読者から、「在宅医療費が高くなることもありますか？あるとすれば、それはどんな時ですか？」という質問がありました。その回答として、このケースを紹介します。

●村田さん（60歳・女性）
●病名……乳がん（末期）、脳転移、骨転移、肺転移、肝転移
●同居の家族……なし（一人暮らし）
●支払ったお金（自己負担額）
●死亡前々月……8万5955円（27日分）
●死亡前月……9万2439円（19日分）
●死亡月……11万6278円（12日分）

2020年の夏、村田さんが母親と一緒に私を訪ねてきました。

「先生、娘は末期の乳がんで、来週からまた抗がん剤の治療が始まります。でも娘は、『もう苦しい思いをしたくない』と言うんですよ」

村田さんの母親の言葉に、私は黙って頷《うなず》きました。

「娘はまだ60歳。少しでも長く生きてほしいけど、毎日痛みで苦しんでいるから、もうこれ以上苦しませたくないという思いもあって……」

母親の目からは今にも涙がこぼれ落ちそうです。子どもに先立たれる親の気持ちを想像すると、私も胸が押し潰されそうな思いがします。

「辛いよね。でも、娘さんの人生だから、本人に決めさせてあげたら？」

私はそう話し、村田さんのほうを見ました。

「先生、私は抗がん剤をやめたいんです。乳がんと言われてから13年も生きられたんだから、もう満足しています。死ぬまで苦しい思いをするのはもう嫌です。これからは、家でのんびり暮らしたいんです」

村田さんの言葉で、在宅医療をすることが決まりました。

村田さんはマンションで一人暮らしをしていました。母親は遠く離れた山奥に住んでいましたが、時々マンションに泊まることもありました。

母親が来ると、買い物に行ったり、映画を観に行ったり、お酒を飲んだりしながら過ごしていた村田さん。一人で外出できなくても、住み慣れた家で好きなことをして過ごすうちに、少しずつ元気になり、笑顔が増えていきました。

60歳という若さで死を受け入れるのは大変かもしれませんが、闘病生活を長く続けてきたこともあり、覚悟ができているように私には見えました。

ところがある日の訪問診療で、村田さんからこんな相談をされたのです。

「先生、病院で検査をしたら、疑わしいところがあると言われました。だから入院して再検査をしたほうがいいんじゃないかと思って……」

「う～ん。村田さんは末期がんなんだから、何かは見つかるものだよ。入院してまで検査しなくてもいいんじゃないかな？」

私はそう答えましたが、村田さんには諦めきれない思いがあったのかもしれません。村田さんは検査入院を選びました。

5日後、検査入院を終えて家に帰ってきた村田さんを往診した時のことです。

「どうしたの？　いいことでもあった？」

村田さんがなんだか嬉しそうなので、私は思わず尋ねました。

「はい！　手術の予約をしてきたんです」

「えっ!?　もう苦しい思いはしたくないって言ってたのに、また手術するの？」

「だって、手術できるってことは治るってことでしょ。まだまだ生きられるなら、もう少し頑張ってみようかなって」

村田さんは笑顔でそう言いました。

「う〜ん、手術ができることと、治ることとは違うと思うよ」

「良くならないのに、お医者さんが手術を勧めるわけがないですよ」

「う、う〜ん……。村田さんは、これからどう生きたいの？」

「手術をして、元気になって、家でのんびり過ごしたいです」

「たった5日の検査でもそんなに疲れているのに、手術をして元気になれるかなぁ？　ガクッと悪くなって、病院で死ぬこともあるかもしれないよ。村田さんの人生だから、よく考えて決めてね」

私はそう話しましたが、村田さんは入院を選びました。そうなると、在宅医療は中断です。村田さんは再び病院で闘うことになりました。

ところが数日後、村田さんの母親が小笠原内科にやって来ました。

「先生、娘が『手術が終わったから早く退院したい』と言っています。でも、主治医が許可してくれません」

「そうか……。じゃあ、僕から主治医にお願いしてみるよ」

私はそう答えましたが、〝きっと手術をして悪くなったから許可が出ないのだろう〟と思いました。主治医に電話してみると、案の定、「今の状態では退院させられない」という返事でした。主治医なら当然の判断でしょう。何かあったら、医師としての判断の是非が問われます。

でも患者さんは、「手術したんだから良くなっているはず。すぐに帰れる」と勘違いすることがあり、疑心暗鬼になったり、不満が募ったりすることもあります。

だからこそ、末期の人が手術を選ぶということは、かえって早く死ぬこともあると知ってほしいのです。

私が患者さんやご家族に対して、「生き方を大切にしてほしい」と言うのは、最期まで苦しんでほしくないからです。

「娘は、このまま病院で死んでしまうのでしょうか。苦しそうだし、痛そうだし、眠れていないみたいだし……。主治医に何度お願いしても、退院は無理だとしか言ってくれないんです」

村田さんの母親は泣いています。私はもう一度主治医に電話をかけました。

「先生、村田さんはもうすぐ死ぬかもしれません。でも、まだ生きているんです。せめて最期くらいは好きなところで過ごさせてあげてください」

4日後、村田さんはやっと退院することができたので、在宅医療を再開しました。しかし、余命は数日だと感じました。

母親は訪問看護師から手渡された「お別れパンフ」を見つめています。

「長く生きるために手術したのに……。どうしてこんなことに……」

「過ぎたことは仕方がないよ。残された時間を大切にしようよ」

私がそう言うと、母親は必死に涙を堪《こら》えて言いました。

「せめて娘が亡くなる時は、そばにいてあげたいです。病院の主治医から、寝ている間に亡くなることもあると言われたので、寝るのが怖くて昨夜は一睡もしていません。いつ死ぬかわからないから不安なんです」

「不安だよね。でもね、いつ亡くなるのかは誰にもわからないんだよ。だからといって、一睡もしないことが娘さんへの思いやりになるのかな。お母さんが疲れていたら娘さんは苦しむし、穏やかに旅立てないと思うよ。娘さんのためにもちゃんと寝ましょうよ」

「でも……」

「人は、旅立ちたい時に旅立つんだから、亡くなる瞬間に立ち会えないことを心配しなくていいんだよ」

「そうでしょうか……」

「それよりも、生きている時に心が暖かくなるように支えてあげようよ。そのほうが、娘さんも喜ぶよ」

母親の目からは、大粒の涙がこぼれ落ちました。

それからは「娘のためだ」と自分に言い聞かせ、しっかりと睡眠を取って、二人で暖かい時間を過ごすことができたそうです。

数日後、村田さんは旅立たれました。

その瞬間、母親はしっかりと娘の手を握っていたそうです。

連絡を受けて私が訪問すると、村田さんの母親は冷たくなった娘の手をさすりながら、涙を流しています。

「大事な一人娘が、私を置いて逝ってしまいました……」

そばで見守っていた訪問看護師は、母親の背中をさすりました。そして、少し落ち着いたのを見計らって声をかけました。

「お母さんも、エンゼルケアをされますか？　娘さんにお化粧をして、好きだったお洋服を着せてあげて、お見送りの準備をするんですよ」

母親は黙って頷き、娘が好きだったというワンピースを出してきました。そして涙を拭《ぬぐ》うことなく、娘さんの顔に化粧を始めました。

「綺麗なお肌でしょう。私が毎日パックをしていたんですよ。眉間にシワがないのは、痛みがなかったからですよね。それだけでも救われます。もっと生きてほしかったけど、私のそばで逝ってくれて、最期まで本当にいい子でした」

医療費の自己負担額は、年齢や所得によって上限が異なり、若い人や所得の多い人ほど、ひと月の上限額が高くなる傾向にあるので村田さんも高くなりました。村田さんの在宅医療費の総額が高くなった理由の一つには、病院での検査や入院を繰り返したことで状態が悪化して、医師や訪問看護師、ヘルパーを呼ぶ回数が増えたこともあるでしょう。

病院での治療をやめることは苦しい決断かもしれませんが、余命と向き合い、「生き方の質」を高めるための選択だと前向きに捉《とら》えてほしいと思います。「生き方の質」を高めることが、〝笑顔で長生き〟につながるのではないでしょうか。

患者さん自身が納得できる生き方をすること、家族に「よかったね」と見送ってもらえる最期を迎えること、それが長年在宅医をしてきた私の願いです。

村田さんが亡くなるまでの3か月間の自己負担額と在宅医療費の内訳

		死亡 前々月 7月分（27日分）	死亡 前月 8月分（19日分）	死亡月 9月分（12日分）
医療保険（医療費）	クリニック等	380,840円	327,530円	423,800円
	訪問看護ステーション	159,330円 （在がん医総診と出来高の混合）	29,480円 （在がん医総診と出来高の混合）	210,180円
	薬局	68,230円	7,820円	40,960円
	小計	(※1)608,400円	(※1)364,830円	(※1)674,940円
	ⓐ自己負担額　（3割）	**(※2)83,510円**	**(※2)81,080円**	**(※2)84,180円**
介護保険	居宅療養管理料	2,950円	2,950円	2,950円
	訪問看護	0円	0円	0円
	訪問薬剤	0円	0円	0円
	訪問介護	0円	95,509円	98,260円
	福祉用具	10,500円	14,130円	8,770円
	小計	13,450円	112,589円	109,980円
	ⓑ自己負担額　（1割）	**1,345円**	**11,259円**	**10,998円**
自費	交通費	1,100円	100円	1,100円
	エンゼルケア			10,000円
	死亡診断書			10,000円
	ⓒ自己負担額　（10割）	**1,100円**	**100円**	**21,100円**
在宅医療費の総額		**622,950円**	**477,519円**	**806,020円**
実際の自己負担額ⓐ＋ⓑ＋ⓒ　合計		**85,955円**	**92,439円**	**116,278円**

（※1）実際には、この小計に病院の医療費を合算した金額に対し、高額療養費制度が適用される
（※2）高額療養費制度を適用（年齢や年収から自己負担限度額を計算している）

【参考】
・村田さんのご家族からお借りした当時の領収書によると、病院の医療費は、7月273,580円（入院4日間）、8月617,510円（入院14日間）、9月115,770円（入院7日間）でした（入退院当日に在宅医が往診に行くと、病院と在宅医療のどちらも1日分の医療費がかかるため、請求される日数が月の日数を超える月も発生します）。
・この表には、病院の医療費は含まれていません。

一人暮らしだと、家政婦さんが必要ですか？

● 井上さん（83歳・女性）
● 病名……多発性骨髄腫《こつずいしゅ》
● 同居の家族……なし（一人暮らし）
● 支払ったお金（自己負担額）
●死亡前々月……6万　200円（28日分）
●死亡前月……6万2500円（31日分）
●死亡月……7万5474円（24日分）

一人暮らしをしている親が「一人暮らしでも最期まで家にいたい」と言ったら、どうしますか？

ある患者さんは「一人でも最期まで家にいたい」と言い、息子さんは「願いは叶えてあげたいけれど、孤独死させたくない」と言い、お嫁さんは「入院してほしい」と言いました。

こんな時、全員の希望を叶えるには、どうしたらいいのでしょうか？


井上さんは小笠原内科に20年以上通院していましたが、足腰が弱ってきたので在宅医療に切り替えました。

隣町には息子夫婦が住んでいますが、めったに会うことはありません。

ある日のこと、私が診察を終えると、井上さんが話しかけてきました。

「先生、在宅医療って、こんなにもいろんな人が来てくれるんですね。亡くなった夫は、『死ぬまで家にいたい』と言っていたのに、私が入院させてしまったんです。介護なんてとてもできないと思っていたから」

「そうだねぇ。在宅医療なら家族が介護をしなくてもいいってことを、多くの人は知らないからね」

「そうですね……。夫には申し訳ないことをしました……」

井上さんがそう言ってうつむいたので、私は「そんなことないよ」と手を握りました。

「ご主人のお見舞い、毎日行ってたじゃない。ご主人も嬉しかったと思うよ」

「そうですかね……。私は最期まで家にいてもいいのかしら」

「もちろんだよ。ご主人もそれを望んでいると思うよ」

「でも私、息子の嫁と仲が悪いんです。介護されるのは嫌だわ」

「お嫁さん？　来てもらわなくてもいいんじゃない？　気が合わない人に来てもらっても心は暖かくならないよ。それに、訪問看護師さんやヘルパーさんたちが来てくれるから心配いらないよ」

「あぁ、よかった。先生、最期までお願いします」

井上さんの希望が叶うことが何よりだと、私も安心しました。

ところが1か月後、井上さんがほぼ寝たきりになると、お嫁さんが私のところにやって来ました。

「先生、義母《はは》を入院させてもらえませんか」

「どうして入院してほしいの？」

「うちは田舎なので近所の人に家の出入りまで見られています。私が介護しなかったら、寝たきりの姑《しゅうとめ》を放置したという噂《うわさ》が流れて、これから先、肩身が狭いです。だからといって、介護はしたくありません」

「なるほどねぇ。変な噂が流れるのは嫌だよねぇ」

「そうなんです。だから早く入院させてほしくて……」

きっとお嫁さんは、入院という選択肢しかないと思い込んでいるのでしょう。その声からは焦りと不安が伝わってくるようでした。だから私は、あえて穏やかな口調でゆっくりと答えました。

「大丈夫、いい方法があるよ。あなたの車が停まっていれば、近所の人はあなたが介護に来ていると思うよね。実際の介護はヘルパーさんに任せて、あなたは安否確認だけしたら、隣の部屋で本でも読んでいればいいんじゃない？」

「えっ、いいんですか……」

「誰にだって、いろんな事情があるからね。どんなことでも諦めないで、全員の希望が叶うような方法を見つけることが大切なんだよ」

「でも夫がなんと言うか……」

「僕がご主人と話すから、心配しなくていいよ」

私がそう言うと、お嫁さんは目を丸くしていました。〝きっと私の気持ちなんて理解してもらえない〟と思いながら、私を訪ねてきたのかもしれません。思いがけない返事に、少し安心したようでした。

数日後、私とＴＨＰ《トータルヘルスプランナー》は、息子さんの家に行きました。

「お母さんは最期まで家にいたいと言ってるよ。息子さんはどうしたい？」

私が尋ねると、息子さんは少し困っているようでした。すぐ後ろでは、お嫁さんがうつむいています。

「母の願いは叶えてあげたいです。でも……妻の気持ちもわかるんですよ」

「大丈夫。在宅医療なら、みんなの願いが叶うよ」

「本当ですか？」

息子さんは喜びましたが、すぐに顔が険しくなりました。

「でも、母が一人でいる時に亡くなったら孤独死ですよね」

「孤独死っていうのは、一人でいる時に死ぬことじゃないよ。心が孤独になって、

その中で死ぬことだからね。お母さんは〝死ぬまで家にいたい〟っていう願いが叶うんだから、心は暖かいはずだよ。

だから、たとえ一人でいる時に亡くなったとしても、本人の願いが叶ったなら、それは『希望死・満足死・納得死』だよ」

「でも、一人にさせるのは心配です」

「大丈夫だよ。日中はヘルパーさんが来て身の回りのことをしてくれるし、夜は巡回型のヘルパーさんが見回りに来てくれる。困ったことがあれば、訪問看護師さんが24時間いつでも来てくれるからね。

痛みや苦しみが出た時は、ＰＣＡポンプのボタンを押せば指先一つで和らぐし、タッチパネル式テレビ電話を使えば24時間安否確認できるよ。

それにね、不思議なんだけど、一人暮らしでも誰かがいる時に亡くなる人が多いんだよ」

私が時間をかけて説明すると、息子さんの表情は少し和らぎました。しかし、まだ迷いがあるのか、返事ができないでいるのを見たＴＨＰが、

「一人になる時間が長くなる時だけ、自費ヘルパーを頼んだらどうですか？　そ

れほどお金はかかりませんよ」

と提案すると、息子さんはやっと頷いてくれました。

数か月後、井上さんは訪問看護師が来ている時に旅立たれました。

私が訪ねると、息子さんがお嫁さんと一緒にお仏壇に手を合わせていました。

「母が一人の時に死ななくて、本当によかったです。母の願いも、妻の願いも、私の願いも全部叶いました……」

私の経験では一人暮らしの患者さんでも誰かがいる時に旅立たれる人がほとんどですが（60ページ参照）、家族の思いに反して一人の時に旅立たれたとしても、最期の願いが叶ったんだと、暖かい心で見送ってほしいと思います。

次のページの表を見ていただくとわかるように、井上さんは自費ヘルパーを使うことはほとんどありませんでした。

私自身は「介護力」としての自費ヘルパーはそれほど必要ないと思っていますが、「安心料」としてお願いするなら、それもいいと思います。

井上さんが亡くなるまでの3か月間の自己負担額と在宅医療費の内訳

		死亡 前々月 2月分(28日分)	死亡 前月 3月分(31日分)	死亡月 4月分(24日分)
医療保険(医療費)	クリニック等	549,710円	154,970円	255,880円
	訪問看護ステーション	73,140円	474,030円	361,150円
	薬局	15,500円	21,600円	13,400円
	小計	638,350円	650,600円	630,430円
	ⓐ自己負担額 (1割)	**※14,000円**	**※14,000円**	**※14,000円**
介護保険	居宅療養管理料	2,900円	2,900円	2,900円
	訪問看護	0円	0円	0円
	訪問薬剤	0円	0円	0円
	訪問介護	321,091円	321,091円	256,831円
	福祉用具	22,000円	22,000円	22,000円
	小計	345,991円	345,991円	281,731円
	ⓑ自己負担額 (1割)	**34,600円**	**34,600円**	**28,174円**
自費	自費ヘルパー等	11,200円	11,200円	11,200円
	交通費	400円	2,700円	2,100円
	エンゼルケア			10,000円
	死亡診断書			10,000円
	ⓒ自己負担額 (10割)	**11,600円**	**13,900円**	**33,300円**
在宅医療費の総額		**995,941円**	**1,010,491円**	**945,461円**
実際の自己負担額ⓐ+ⓑ+ⓒ 合計		**60,200円**	**62,500円**	**75,474円**

※高額療養費制度を適用(自己負担限度額は14,000円)

どんどん安くなる「在宅医療費」の話

これまでのお話で、在宅医療費は思っていたより安いと感じた人が多いのではないでしょうか。ここからは、「自費ヘルパー代が減った理由」と「疾患別の在宅医療費」について考察します。

次の図1～図3は、以下の条件で作成しています。

・小笠原内科の在宅医療を受けて旅立たれた患者さん
・人数は１２３人
・全員が一人暮らし（独居）
・期間は２００２年12月～２０２２年11月の20年間

次ページの図1と図2を見ると、家で亡くなる人が増えているにもかかわらず、自費ヘルパーを利用する人は減っていることがわかります。

図1　独居看取り数とそのうち自費ヘルパーが入った人数

（合計123人）

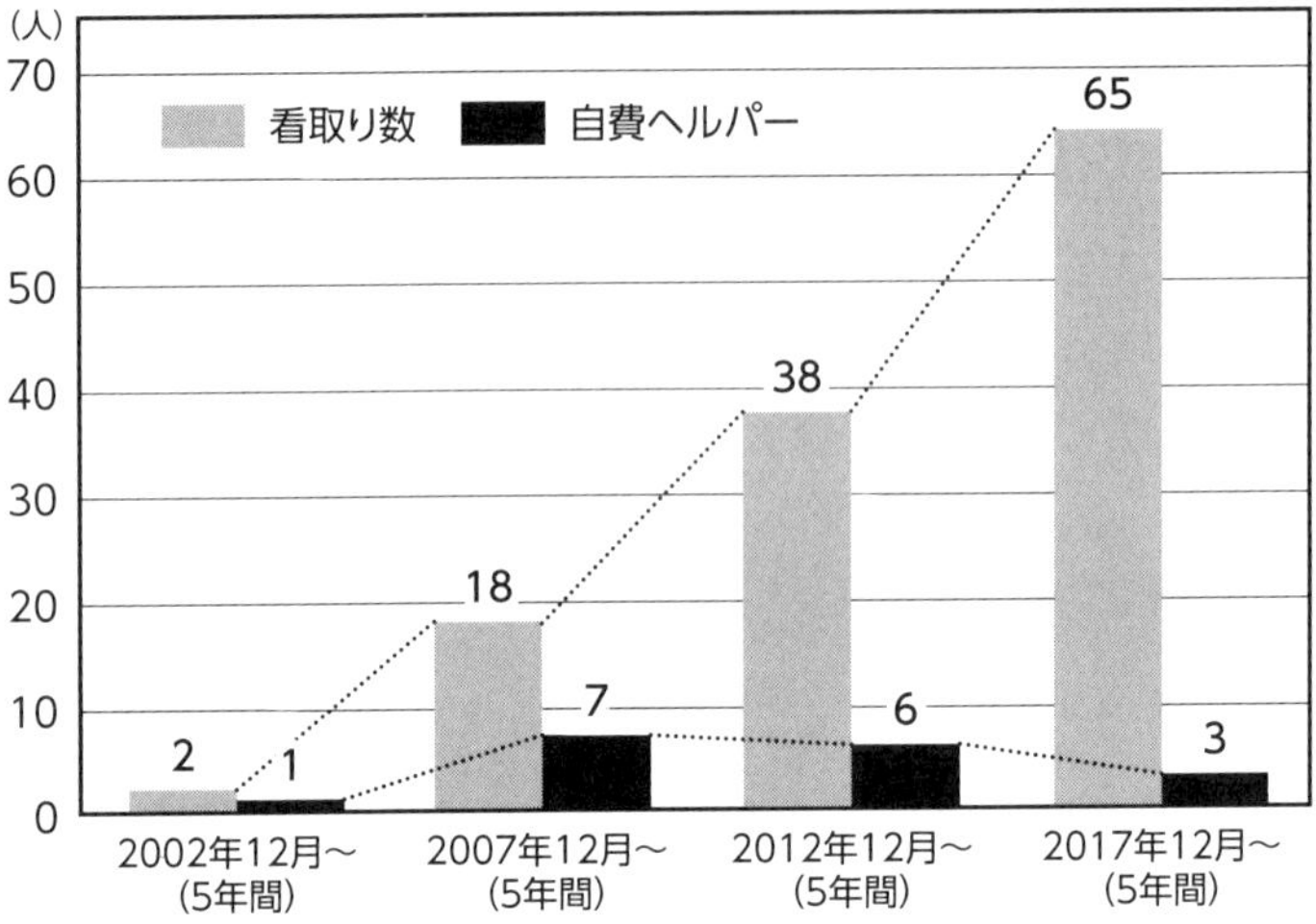

図2　独居看取りまでに自費ヘルパーが入った割合

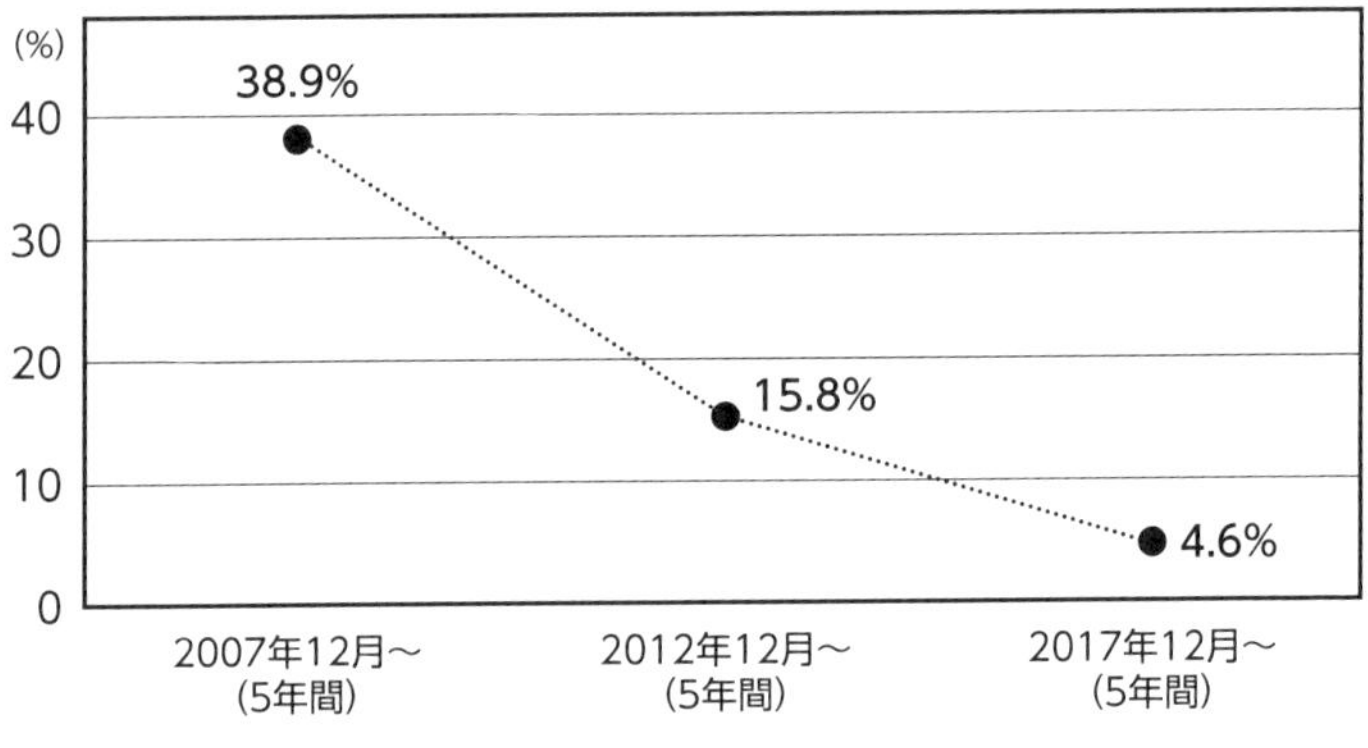

（※）2002年12月～2007年11月の5年間は2例なので記載していません

その理由は2つあると考えています。

①在宅医療の質の向上です。一人暮らしの患者さんを支えるノウハウと在宅ホスピス緩和ケアのスキルを身につけたことで、自費ヘルパーを使わなくても最期まで支えることができるようになりました。

②ご家族が安心されたことです。一人暮らしの患者さんが自費ヘルパーを依頼するケースのほとんどは、離れて暮らす家族の意思です。そんな時は、私の本を読んでもらうようにしています。するとご家族は、〝一人でも大丈夫〟と思ってくれます。家族に安心してもらうことが、患者さんの願いを叶えるコツです。

次ページの図3から、「がん」の人は一人暮らしでも最期まで家で暮らせることがわかります。厚生労働省の調査の死因第1位が「がん（悪性新生物）」ということもあるかもしれませんが、私はそれだけではないと考えています。

「がん」の場合、モルヒネやPCAを使うことで痛みや苦しみを取ることができるので、緩和ケアも難しくありません。亡くなる1週間前まで歩くことができる

図3　疾患別 独居の患者看取り数（123人）

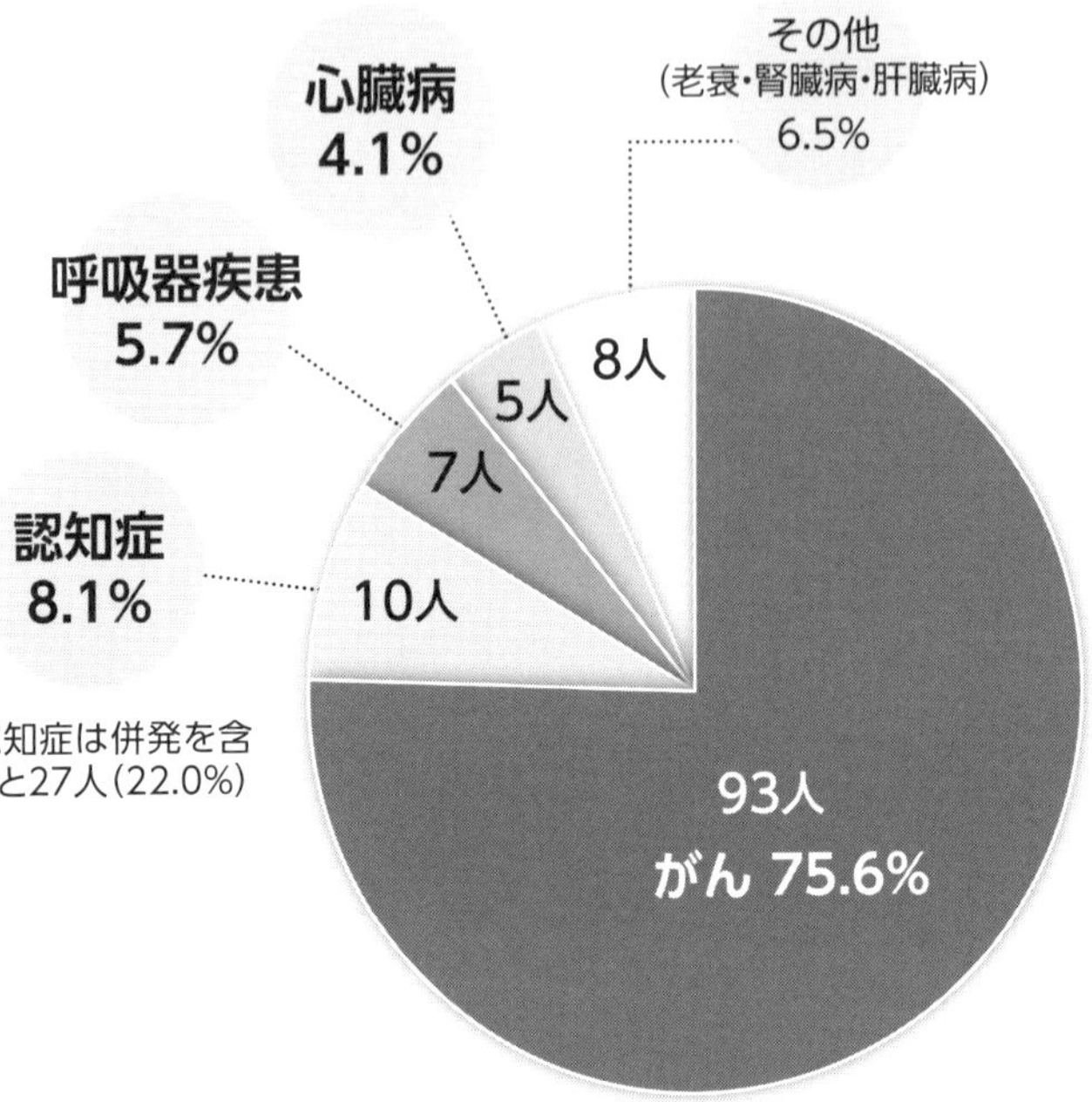

※認知症は併発を含めると27人（22.0%）

人も少なくありません。

さらに、165ページで触れたように「在宅がん医療総合診療料」が適用されるので、お金がかかりにくいのも特徴です。

だから安心して笑顔で暮らせる人が多いのです。実際に直近10年間だと、小笠原内科の「一人暮らしをしているがん患者さん」の在宅看取り率は90%以上です。

図3を見て私が再認識したことは、認知症でも最期まで一人暮らしができるということです。前著には、認知症患者さんの在宅医療をいくつか紹介していますので、ぜひご一読ください。そして、認知症の人でも希望すれば、最期まで家で暮らせる方法があることを知ってほしいと思います。

最後に、「老衰」についてお話しします。

厚生労働省の調査によると、２０２１年の死因別順位は老衰が第３位でした。在宅医療でも老衰を死因とするケースが増えています。

老衰は、私が考える苦しくない死に方の一つです。住み慣れた家で、スーッと清らかに旅立てたなら、こんな幸せなことはないですね。

続いて、次の表1と表2は、以下の条件で作成しています。

・小笠原内科の在宅医療を受けて旅立たれた患者さん
・人数は72人（「がん」49人、「非がん」23人）
・全員が一人暮らし（独居）
・期間は２０１７年4月〜２０２２年11月

表1

独居の患者さんが亡くなるまでの3か月間の在宅医療費の総額の平均

		前々月	前月	死亡月	
がん患者（49人）	医療保険	401,535円	497,582円	503,089円	（※1）
	介護保険	74,292円	91,413円	91,356円	
	自費	1,713円	2,105円	16,435円	
	総額	**477,540円**	**591,100円**	**610,880円**	
非がん患者（23人）	医療保険	214,919円	255,463円	370,191円	
	介護保険	177,961円	192,894円	120,657円	（※2）
	自費	11,199円	958円	16,115円	
	総額	**404,079円**	**449,315円**	**506,963円**	

上の表の患者さんが実際に支払った自己負担額の平均

		前々月	前月	死亡月	
がん患者（49人）	医療保険	19,566円	24,696円	24,542円	（※1）
	介護保険	7,655円	9,549円	9,583円	
	自費	1,713円	2,105円	16,435円	
	自己負担額	**28,934円**	**36,350円**	**50,560円**	（※3）
非がん患者（23人）	医療保険	6,439円	5,701円	6,435円	
	介護保険	19,182円	20,215円	12,575円	（※2）
	自費	11,199円	958円	16,115円	
	自己負担額	**36,820円**	**26,874円**	**35,125円**	（※3）

まずは右の表1から見てみましょう。表1は、72人の患者さんを「がん」と「非がん」に分けた場合の在宅医療費の違いを表しています。

この表から、「がん」の人は医療保険が高くなり（※1）、「非がん」の人は介護保険が高くなる傾向（※2）にあることがわかります。その理由は、大きく3つ考えられます。

①「がん」の人はがんによる痛みや苦しみが出ることがあり、医師や訪問看護師の訪問回数が多くなる傾向にあるから

②「がん」の人は医療用麻薬を使うことが多く、薬代が増える傾向にあるから

③「非がん」の人は寝たきりになる期間が長いため、介護費用が高くなる傾向にあるから

死亡月は死亡診断書代（自費・必須）とエンゼルケア代（自費・任意）が加算されるので高くなる傾向にあります。とはいうものの、月に3万〜5万円あれば、病気に関係なく最期まで家で暮らせることがわかります（※3）。

ただし、この3万〜5万円というのは、患者さんが支払った金額のことで、在宅医療費の総額の一部です。

表2 独居の患者さんが亡くなるまでの3か月間の自己負担額と在宅医療費の内訳（72人の平均）

		死亡 前々月 52人	死亡 前月 62人	死亡月 72人
医療保険（医療費）	クリニック等	184,657円	228,315円	285,395円
	訪問看護ステーション	120,866円	154,043円	148,723円
	薬局	35,002円	37,121円	26,518円
	小計	340,525円	419,479円	460,636円
	ⓐ自己負担額	**15,275円**	**18,569円**	**18,758円**
介護保険	居宅療養管理料	3,011円	3,006円	2,732円
	訪問看護	13,192円	11,637円	8,054円
	訪問薬剤	7,275円	8,412円	4,260円
	訪問介護	60,756円	75,947円	65,224円
	訪問入浴	1,860円	3,507円	2,949円
	デイサービス等	12,217円	9,524円	4,188円
	福祉用具	9,872円	12,115円	13,309円
	小計	108,183円	124,148円	100,716円
	ⓑ自己負担額	**11,423円**	**12,989円**	**10,539円**
自費	自費ヘルパー等	4,479円	1,309円	295円
	交通費	335円	427円	565円
	エンゼルケア	／	／	5,472円
	死亡診断書	／	／	10,000円
	ⓒ自己負担額	**4,814円**	**1,736円**	**16,332円**
在宅医療費の総額		**453,522円**	**545,363円**	**577,684円**
患者さんの自己負担額ⓐ＋ⓑ＋ⓒ		**31,512円**	**33,294円**	**45,629円**

・自己負担の割合（１～３割）、高額療養費制度、高額介護サービス費制度を適用していることを踏まえ、実際に支払った金額の平均値を表に示した
・在宅がん医療総合診療料を算定したケースは、医師と看護師の費用がまとめて請求されるので、医師：看護師は1：1に案分している
・小規模多機能型居宅介護を利用した場合は、「訪問介護」の項目に分類している
・エンゼルケアは37例。うち小笠原内科は35例（10,000円）、連携先は２例（22,000円）である
・介護保険の限度額を超えた介護利用が３例あり、超過分は自費ヘルパー等に含めている
・タッチパネル対応巡回型ヘルパーを利用したケースのうち１例は、介護保険が適用されなかったため、自費ヘルパー等に含めている

では実際には、どれくらいのお金がかかっているのでしょうか。

右の表2は、一人暮らしの患者さん72名の在宅医療費の総額の平均と、患者さんが実際に支払った自己負担額の平均です。ここでは病名は問いません。

表を見て、在宅医療費の総額と自己負担額の差に驚かれた人も多いのではないでしょうか。患者さんの自己負担額が総額の１割未満（３万〜５万円）で済んでいるのは、社会保険が約４割、国が約５割負担しているからです。

もっと驚くべきことは、在宅医療費の総額月40万〜50万円という金額が、ほかの医療と比べても安いということです。治療内容にもよりますが、たとえば救命救急センターに1泊2日緊急入院すると約50万円、緩和ケア病棟に1か月入院すると約１５０万円かかると言われています。

医学の進歩によって、昔なら諦めていた病気でも治療できるようになりました。そのことはとても喜ばしいですが、並行して医療費は膨れ上がっています。「長く生きる」としても、健やかで長く生きるのか、苦しんで長く生きるのかでは「生き方の質」が違います。

治療をして効果のある人はいいですが、効果のない人が抗がん剤を使い続ける

ことや希望していない人に延命治療をすること、家に帰りたい人を退院させないことは、患者さんと家族に苦痛を与えるだけでなく、医療費の無駄遣いにもなります。

反対に、痛みや苦しみを取り、朗らかに暮らすことは、生きる喜びだけでなく、医療費の削減にもつながります。

だからこそ、誰もが幸せになれる「在宅ホスピス緩和ケア」が日本中に広がってほしいと思っています。

最後に、「介護保険」についてお話しします。

介護保険が在宅医療にとって必要不可欠だということは、もうおわかりですね。介護保険ができてからはお金が安くなり、一人暮らしでも最期まで家で暮らせるようになり、家族の負担が減り、安心が増えました。

〝介護保険がいのちを救う〟、〝介護保険がこころを救う〟というのは決して大げさではないと思います。

この素晴らしい制度が、いつまでも続くことを切に願っています。

第4章

「心不全だから」と在宅医療を諦めているあなたへ

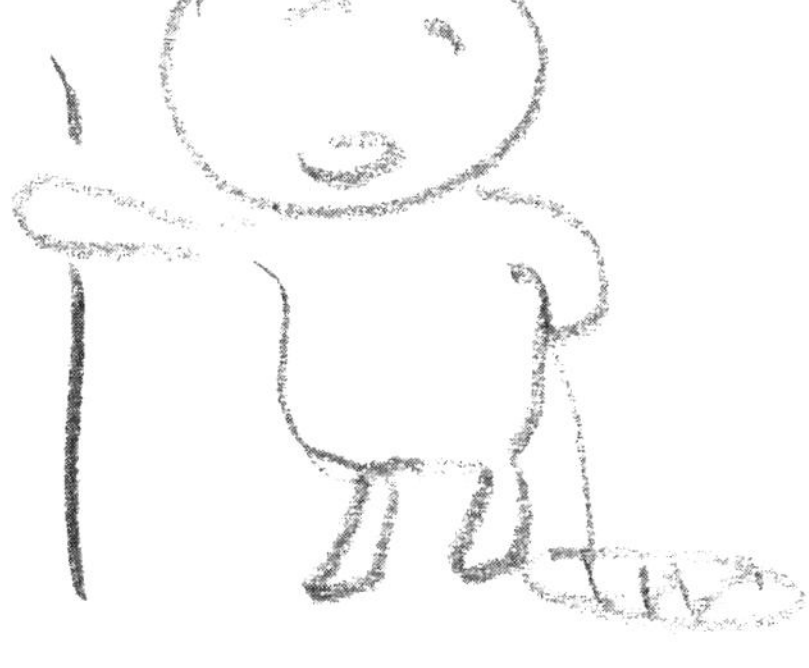

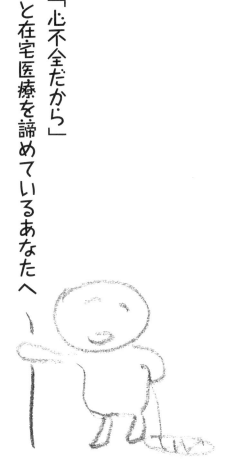

第4章では「心不全」の在宅医療を取り上げます。その理由は、心不全の患者さんが家で暮らせるようになってほしいからです。

心不全とは、心臓のポンプ機能が低下して必要な血液が全身に送れなくなり、呼吸困難やむくみなどの症状が出るとても苦しい病気です。

また高齢になるほど発症率が高くなる病気なので、日本では「心不全パンデミック」が起こると言われています。実際に厚生労働省の調査では、心不全を含む心疾患が死因の第2位という状態が25年以上続いています。

心不全になると苦しいだけでなく、入退院を繰り返して医療費がかかります。それを同時に解決してくれるのが心不全の在宅医療なのですが、心不全の在宅医療は専門知識が必要なので広がっていません。

しかし、身近な病気だからこそ、患者さんには在宅医療を受けるメリットを、在宅医にはそのノウハウを知ってほしいと思っています。

私は医学部を卒業後、心不全の血管拡張療法（緩和医療）を研究して医学博士になり、循環器の医師として働いてきました。

循環器の専門医であり、在宅ホスピス医であるからこそ、心不全の患者さんが入退院を繰り返すたびに心臓にダメージを与えて寿命を縮めていること、「最期まで家にいたい」という願いを叶えられないことに心を痛めています。

私の願いは、心不全の在宅医療ができる在宅医が増えて、心不全の患者さんが誰でも最期まで家で笑って暮らせるようになることです。

本章では、循環器の専門医と在宅ホスピス医としての視点から、心不全の患者さんが最期まで家で暮らせる方法、専門医でなくても心不全の在宅医療が上手にできる方法などを実際のケースとともに紹介します。

さらに、心不全の在宅医療を行う時に、患者さんやご家族、医療従事者が気をつけるべきポイントも併せてお伝えします。

在宅医療で救われた「いのち」

病院で苦しんでいた心不全の患者さんが、家に帰ってから1か月で元気になりました。そして3年近く経《た》った今では在宅医療を卒業し、通院しています。どんな在宅医療を受けていたのか、見ていきましょう。

- 宮本さん（90歳・女性）
- 病名……心不全、狭心症、心房細動、誤嚥《ごえん》性肺炎、脳梗塞（右麻痺）
- 医療資源……在宅酸素
- 同居の家族……夫、娘

ある日のこと、宮本さんは歩行中に違和感を覚えたそうです。そこでいつもの病院へ行くと、主治医からこんなことを言われました。

「右半身に軽い麻痺が出ていますね。心房細動があるんだから、ちゃんと抗血栓《こうけっせん》薬《やく》を飲まないといけませんよ。脳梗塞の疑いもあるのですぐに入院しましょう」

ところが宮本さんは、「入院したくない」と言って家に帰ってしまいました。

翌朝、宮本さんは麻痺がひどくなっていると感じ、慌《あわ》てて病院に行きました。すると、緊急入院することになったのです。

入院１日目、血圧が２００以上に急上昇した宮本さん。血圧を下げるなどの治療をしてもらいましたが、翌日には右半身が完全に麻痺し、意識障害も引き起こしたそうです。

入院４日目になると、誤嚥《ごえん》性肺炎を患《わずら》い、心不全も悪化し、苦しくなってしまいました。

入院７日目のことです。宮本さんの娘さんが小笠原内科にやって来ました。この日の外来担当は、循環器の専門医である小笠原真雄《しんゆう》医師でした。

娘さんは今にも泣きそうな声で訴えました。

「母が、『コロナで誰も来てくれない。寂しい。死んでもいいから家に帰りたい』と泣いています。でも主治医は、『今の状態では帰れません』って……。なんとかしてください」

「それは辛いよね。本人が帰りたいと願っているなら、家に帰らせてあげようよ。僕が主治医に『退院させてほしい』と手紙を書くから頼んでみて」

真雄医師がそう伝えると、娘さんはその足で病院に向かいました。

すると翌日、宮本さんは退院することができました。

病院からの情報提供書には、心不全と誤嚥性肺炎で呼吸状態が悪いこと、多臓器不全で予後が悪いこと、入院時には2・9g／dℓ《デシリットル》だったアルブミン量が、退院前日には1・5g／dℓまで下がったことなどが記載されていました。

アルブミンとは、血液中に一番多く存在するたんぱく質のことで、3・5g／dℓ未満になると「低アルブミン血症」と呼ばれ、1・5g／dℓ以下になると亡くなる人が多い、というのが私の印象です。

退院当日、真雄医師が初回往診に行くと、宮本さんは眉間にシワを寄せ、呼吸もゼイゼイと音を立てていて苦しそうでした。そこで利尿剤の注射とアルブミンの点滴を行い、内服薬の調整もしました。

しばらくすると、宮本さんがにっこりと微笑みました。

その様子を見ていた娘さんは、「よかった」と涙を流して喜びました。

ご主人も涙を流しながら宮本さんの手を握りました。すると宮本さんは、

「お父さんは、優しすぎるから嫌なのよ」

と、照れくさそうに言いました。そして、

「病院では何も飲ませてもらえなかったのよ。でも、せっかく家に帰ってきたんだから、お粥が食べたいわ。先生、食べてもいい？」

とも言いました。それを聞いた真雄医師が、

「家に帰ったんだから、好きなものを食べていいですよ。でも誤嚥しないように、言語聴覚士さんに指導してもらいましょうね。言語聴覚士さんはお口の専門家なので、誤嚥しない方法や食事の作り方などをアドバイスしてくれますよ。右半身に麻痺があっても食事ができる方法なども教えてもらいましょうね」

と答えると、宮本さんは嬉しそうに微笑みました。


退院直後の第1回「ＡＣＰ（人生会議）」では、次のことが決まりました。

・人工呼吸器や心臓マッサージなどの延命治療は行わない
・心不全の治療としてラシックスやサムスカなどの利尿剤を中心に使う
・カテコラミン（強心剤）などの精密持続点滴は、状況を見て家族と話し合う
・必要に応じてマスク型人工呼吸器の装着、輸血やアルブミンの点滴をする
・最期まで家にいる

夕方、言語聴覚士が訪問すると、娘さんはこんな話をしてくれたそうです。

「入院前は食事も普通にできていたし、飲み物でむせることもなかったのに、入院したら誤嚥するようになって、そのうちに何も飲ませてもらえなくなりました。母はお粥《かゆ》が食べたいと言っているので、希望を叶えてあげたいです」

「トロミがついたお茶から練習すれば、きっと食べられるようになりますよ」

言語聴覚士が笑顔でそう答えると、娘さんはすぐに教わったトロミ茶を作ってきました。娘さんとご主人が見守る中、宮本さんは練習を始めました。

数日後、トロミ茶に慣れてくると、今度は濃いトロミ茶、ヨーグルト、プリン、お粥のペーストなどで練習しました。スポンジに含ませ、少しずつ口に入れ、ゆ

っくりと飲み込み、軽くむせた時は休憩します。

ほかにも言語聴覚士から教わった口の運動を毎日繰り返しました。

すると、在宅医療を始めてからたった1週間で、念願だったお粥を食べることができました。みんな大喜びです。

言語聴覚士による食事指導は2年以上続き、今では大好きなうなぎ丼を食べられるまでに回復しています。

好きなものを食べることは、生きがいの一つですよね。

宮本さんは、心不全の治療やおいしい食事、あくび体操や家族との時間、そして、家という癒やしの空間のおかげで笑顔を取り戻しました。

そこで、宮本さんに再び「ACP」を行った時のことです。宮本さんから思いがけない言葉が返ってきました。

「また病院に行きたいの」

真雄医師は驚いて、

「どうして？」

と尋ねました。すると、宮本さんは申し訳なさそうにこう言ったのです。

「やっぱり、たまには大きな病院で検査をして、安心したいのよ」

宮本さんの気持ちを聞いた真雄医師は、優しく答えました。

「そうなんだね。宮本さんが検査したいならいいよ。でも、移動や待ち時間で疲れないようにしてね」

「うん、わかった。でも在宅医療はやめたくない。先生、それでもいい?」

「もちろんいいよ」

病院は、受付から処方箋をもらうまでの時間が長くてストレスになりやすいので、心臓の弱い人は行かないほうがいいと思います。

でも、病院の医師に診察してもらうことで安心できるという人は、在宅医療を受けながらたまには検査するのもいいでしょう。安心が心不全の悪化を防いでくれるからです。

しかし、本人にその気がないのに家族が安心するために病院に連れていくというのは、心不全を悪化させるので困りますね。

宮本さんが退院して3年近くが経ちました。嬉しいことに、宮本さんは在宅医療を卒業して小笠原内科に通院しています。そして娘さんと買い物に行ったり、デイサービスに通ったり、自転車マシンを漕《こ》ぐなどして、家で朗らかに暮らしています。こういう在宅医療こそ、〝なんとめでたい在宅医療〟ですね。

最後に、心のケアにもなる「オンライン診療（遠隔診療）」を紹介します。

私は2002年にオンライン診療を始めました。まず、訪問看護師が患者さんの家を訪問して医師とテレビ電話をつなぎます。医師は訪問看護師と患者さんから話を聞きます。そして、訪問看護師に胸の音を聞いてもらったり、お腹《なか》を触ってもらったりしながら画面越しに診察をするのです。前もって出してある指示（事前約束指示）に従って、訪問看護師が治療をすることもあります。

オンライン診療を始めたころは、携帯電話の画面は小さく映像も不鮮明で、床ずれの改善がなんとか判断できるくらいでした。それでも私が「大丈夫？ 往診しようか」と手を振ると、患者さんが「先生の顔を見たら元気になったから、今日はいいよ」と笑顔で手を振り返してくれたものです。

これらの経験から私は、日本遠隔医療学会の仲間たちと『遠隔診療実践マニュアル』（篠原出版新社・2013）を出版し、オンライン診療の普及に努めました。

私がオンライン診療を始めたころに比べると、今は画面も大きく映像も鮮明で、表情や部屋の様子などもはっきりとわかるようになったので、医師が往診するのと大差のない診療ができるようになりました。

患者さんと医師の間に信頼関係があれば、医師の顔を見るだけで患者さんは安心できるようです。だから私は、心のケアができるオンライン診療のことを「オンラインケア」と呼んでいます。

オンラインケアは、患者さんと家族をつなぐこともできます。

宮本さんが退院してすぐ、東京に住んでいるお孫さんが宮本さんに会いに岐阜まで来てくれました。宮本さんはとても喜んでいました。

ところがその後、コロナが拡大し、緊急事態宣言が発令されると、お孫さんとは会えなくなってしまいました。寂しそうな表情を浮かべる宮本さんに私は、「テレビ電話をしたらどう?」と提案しました。

2020年4月30日、私が宮本さんの訪問診療をしている時に、お孫さんとテレビ電話を使ってオンラインケアをしている様子が、NHK『クローズアップ現代+』で放送されました。

私のスマートフォンにお孫さんの顔が映し出されると、宮本さんは「元気？久しぶりだね〜」と嬉しそうに手を振りました。電話を切った後もお孫さんの話で盛り上がり、終始ご満悦でした。

顔を見るだけで、声を聞くだけで、身も心も暖かくなる。それがオンラインケアです。オンラインケアなら、コロナ禍《か》のように自由に会えない時や臨終の極みに立ち会えない時でも有用です。家族の声を聞きながら旅立てたなら、患者さんの心も暖かくなることでしょう。

今回は「オンラインケア」という心のケアを紹介しました。ストレスが症状の悪化に直結する心不全の患者さんにとって、心のケアはとても大切です。

在宅医療の目的が痛みを取ることだけなら緩和医療でいいと思いますが、朗らかに暮らすことなら心のケアも含めた在宅ホスピス緩和ケアが一番です。心のケアがあると、痛みが取れやすいですよ。

心のケアには薬とは別の効果がある。私はそう確信しています。

「おうちえかえりたい」

私は２０１７年に脚本家の橋田壽賀子《はしだすがこ》さんと対談しました（「女性セブン」２０１７年12月7日号）。橋田さんは当時、誰にも迷惑をかけたくないという理由で「安楽死」を希望し、公言していました。

私が、「誰にも迷惑をかけず、心が暖かくなって旅立てる方法がありますよ」と在宅ホスピス緩和ケアの話をすると、熱心に耳を傾けてくださいました。

そしてこんなことも話されました。

「先生の本を読んでいると、私も正直、最期まで家にいたいと思いました。私は一人暮らしだから、誰かの顔色をうかがうこともないし、申し訳ないと思うこともない。何をしようと自由ですからね」

その4年後、橋田さんは「最期は家で」と退院し、家で旅立たれました。

人はいつか必ず死にますが、自分自身はもちろん、残された人も心が暖かくなるような生き方・死に方をしたいものですね。そのために、ここでは「安楽死」と「持続的深い鎮静」についてお伝えします。

「持続的深い鎮静」とは、耐え難い苦痛を取るために鎮静剤を使って永遠の眠りにつかせる方法です。それは同時に「強制的な死」を意味します。

「安楽死」も強制的な死ですが、「持続的深い鎮静」との違いは次の2つです。

①〝殺行為〟か〝医療行為〟かの違いです。安楽死は殺行為なので日本では認められていませんが、持続的深い鎮静は医療行為として認められています。医療行為なので、死を目的として使うことはできません。

②〝死に方〟の違いです。安楽死はその場で心も身体も死にますが、持続的深い鎮静は個人差があるものの、死ぬまでに数日かかります。

持続的深い鎮静を行うと、まず意識がなくなり、最初に心が死にます。やがて全身が機能不全に陥り、肉体も死にます。つまり、二度死ぬのです。

そのため、「持続的深い鎮静を使って本当によかったのか」と苦しむ家族が多いようです。「薬によって強制的に死なせてしまった」という後悔の念に苛《さいな》まれるからでしょう。中には精神科に通院するほど精神が病んでしまう人もいます。

私も過去に一度だけ、持続的深い鎮静を使ったことがあります。病院の医師から「入院している私の父が、耐え難い苦痛に苦しんでいます。退院させるので、家で持続的深い鎮静をしてください」と強くお願いされたからです。

しかし、永遠の眠りにつかせることをためらった私は、薬を減らして行いました。するとその患者さんは、18時間後に目を覚ましたのです。

持続的深い鎮静は失敗したわけですが、患者さんは「熟睡できて苦痛が和らいだよ」と微笑まれました。

この経験から、〝夜は眠り、朝は目覚める〟ことが大事だと実感した私は、夜間セデーションやモルヒネの使い方などを工夫しました。

そして〝持続的深い鎮静は必要ない〟と確信した私は、誰もが暖かい死を迎えるために、NHK『クローズアップ現代（〝最期のとき〟をどう決める～〝終末期鎮静〟めぐる葛藤～）』（2016年1月19日放送）に出演した際にも、前著でも、持続的深い鎮静について警鐘を鳴らし続けてきました。

しかし残念ながら、今でも持続的深い鎮静を安易に使っている医療機関があるようです。

強い痛みが出た時こそ、「生き方の質」、「死に方の質」、「看取《みと》りの質」を大切にした選択をしてほしい。また、そうした選択肢があることを知ってもらいたいという思いから、本書でも持続的深い鎮静を取り上げます。

- 岩本さん（89歳・男性）
- 病名……心不全、呼吸不全、腎不全、肝不全、慢性閉塞性肺疾患、肺炎、心房細動、完全房室ブロック、狭心症、認知症
- 医療資源……カテコラミン（強心剤）の精密持続点滴、高カロリーの持続点滴、酸素吸入
- 同居の家族……妻、息子夫婦、孫、チャロ（犬）

もしもあなたのご家族が、病院の主治医から「持続的深い鎮静」を使って旅立つことを勧められたら、あなたならどのような選択をしますか？

慢性閉塞性肺疾患があり、心臓や腎臓も悪い岩本さんは、肺炎を引き起こして入院していました。ところが心不全が急激に悪化し、多臓器不全になり、呼吸をするのも苦しくなったそうです。

あまりの苦しさに言葉も発することができない父親の姿を見て、娘さんは病室にホワイトボードを持ち込みました。

すると岩本さんは、必死でこんな言葉を記しました。

「おうちえかえりたい」

それは、心の叫びでした。

ところが岩本さんの思いとは裏腹に、病院の主治医は家族に「持続的深い鎮静」を提案したのです。「永遠の眠りにつかせることでしか苦しみが取れない」と判断したからでした。

主治医から説明を聞いた息子さんは、これを拒否しました。そして私の相談外来にやって来て、「退院させたい」と言ったのです。

持続的深い鎮静を勧められるほど苦しんでいる患者さんが家に帰ったからといって、苦しみが取れるとは限りません。

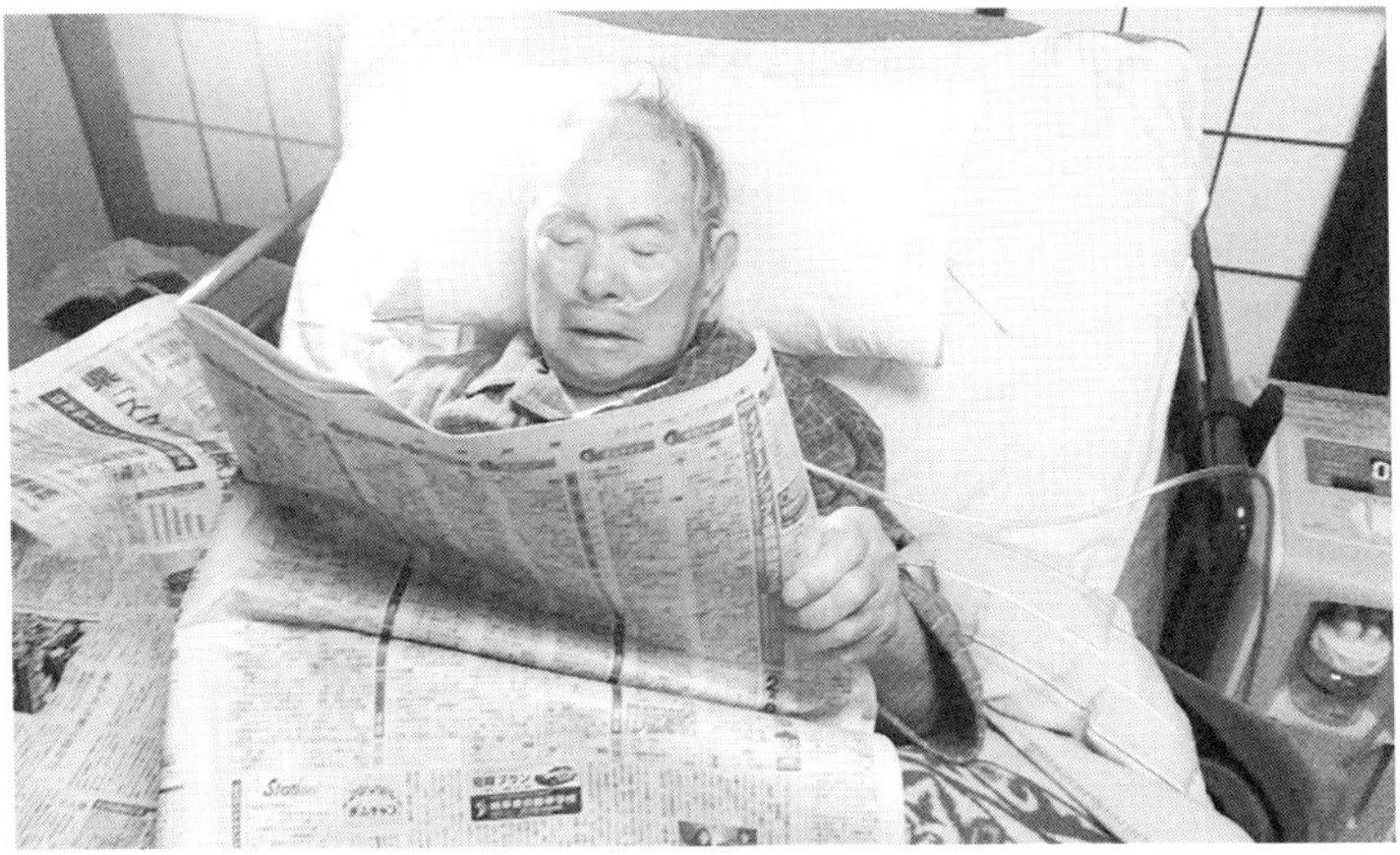
退院２日後の岩本さん。数日前まで病院で「持続的深い鎮静」を迫られるほど苦しんでいたとは思えないほど生き生きしています。

でも、それが岩本さんの願いです。私は緊急退院の手配をしました。

退院当日、初回往診に行くと岩本さんは苦しんでいました。そこでソル・メドロールを大量に注射し、利尿剤を追加しました。

数時間後に再び訪ねると、岩本さんは微笑んでいました。家族はその様子にとても喜んでいました。

退院２日目、私と訪問看護師が訪ねると、岩本さんはベッドで新聞を読んでいました。そばにいた娘さんは、涙を拭《ぬぐ》いながらこんな話をしてくれました。

「今朝、父が起きたいと言ったのでベッ

ドを起こすと、新聞を読み始めたんです。ほかにも、入れ歯を入れてほしい、お粥を食べたいとも言いました。あんなに苦しんでいたのに……。その姿を見たら、涙が止まらなくなりました」

そして帰り際、娘さんからこんなことも言われました。

「先生、3日ぐらい前になったら亡くなることがわかるんですよね」

それを聞いていた奥さんも、微笑みながら言いました。

「先生の本にそう書いてありましたよね。あの本に出てきた患者さんみたいに夫にも奇跡が起きたらいいなぁと思っていたけど、本当に起きるんですね」

ご家族は私の著書『なんとめでたいご臨終』を読んでいたので、旅立ちのサインや奇跡のようなエピソードを知っていました。

もちろん、持続的深い鎮静が「抜かずの宝刀」であることも知っていたのです。

退院3日目になると、コーヒーや甘酒を飲んだり、テレビを観たり、家で朗らかに過ごすことができました。

病院で言葉を発することすらできなかったことが、嘘のようです。

愛犬チャロは、岩本さんのベッドの周りで嬉しそうにしっぽを振っていました。

しかしこの日、ご家族に「お別れパンフ」が手渡されました。退院4日目は、私が出演した『世界一受けたい授業』（日本テレビ系）の放送日でした。岩本さんは、テレビに映る私の姿を観て喜んでくれたそうです。そしてその姿を娘さんが写真に撮って「THP+《ティーエイチピープラス》」に載せてくれたことに、私は嬉しくなりました。

在宅ホスピス緩和ケアをしていると、私たちが患者さんやご家族から癒やされることも多く、「ケアの本質」のありがたさを実感しています。

退院8日目の夜、家族全員が見守る中、岩本さんは旅立たれました。微笑んでいるかのような穏やかな表情でした。

連絡を受け、この日の電話当番をしていた真雄《しんゆう》医師が往診すると、奥さんは泣いていたそうです。でも、時間が経つにつれて笑顔になり、

「いいお顔だわ。主人が笑ってるんだから、私たちもピースしよう！」

と、みんなで集合写真を撮ったそうです。

家族が笑顔で見送れる。これが在宅ホスピス緩和ケアです。

本当にいいお別れができたと思います。

ここで、病院での治療が在宅医療ではどう変化したのかを具体的に紹介します。

【増量】・ラシックス（利尿剤）
【減量】・酸素吸入
・高カロリーの持続点滴
【開始】・ソル・メドロール
・モルヒネワイン
（作り方…モルヒネ＋赤ワイン1㎖＋シロップ1㎖＋水1㎖）
・モルヒネ持続皮下注射とPCA
【継続】・カテコラミン（強心剤）の精密持続点滴
・痰の吸引、抗生物質、気管支拡張剤、インシュリン注射

ご家族が持続的深い鎮静を拒否したことで、岩本さんは「家に帰りたい」という願いが叶い、8日間も家のぬくもり、家族の暖かさを感じることができました。きっと身も心も暖かくなって旅立たれたことでしょう。

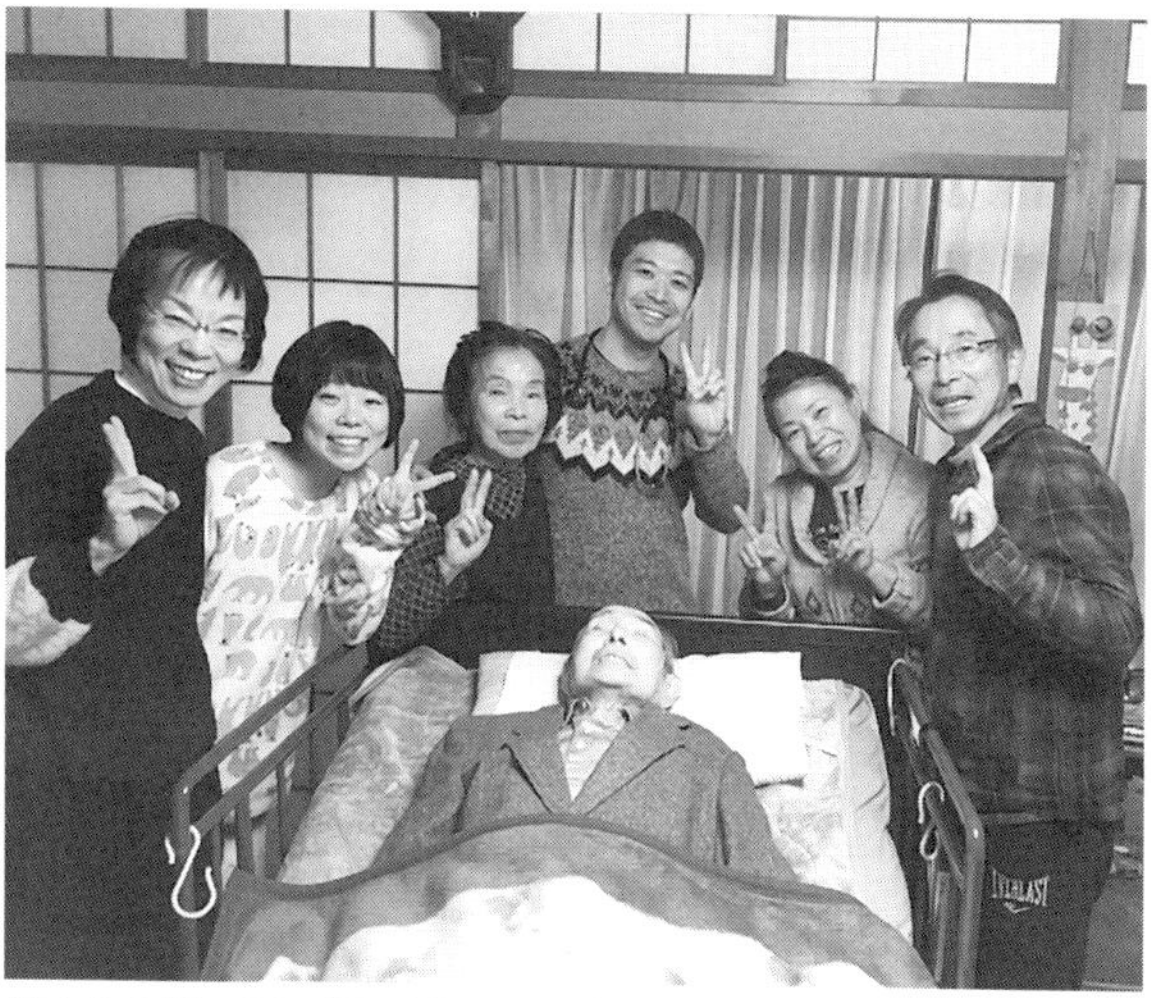

旅立ちの後、目に涙を浮かべながら〝笑顔でピース〟をするご家族と真雄医師（右から３番目）。

「持続的深い鎮静」は、最後の手段ではありますが、抜かずの宝刀です。私の経験では、身も心も癒やされる環境と、医師と看護師のスキルがあれば、「持続的深い鎮静」が選択肢に入ることはまずありません。

耐え難い痛みや苦しみで家族が苦しんでいる時は、この岩本さんのエピソードを思い出してほしいと思います。

コラム

心不全の「悪化に気づく5か条」と「悪化を防ぐ10か条」

ここでは、心不全の悪化に気づくポイントと悪化を防ぐ効果的な方法を紹介します。これらは誰でもできるので、ぜひ参考にしてほしいと思います。

【心不全の悪化に気づく5か条】

① 足を指で押してむくんでいたら要注意
② 息苦しい時は要注意
③ 酸素の値（SpO^2）が低下していたら要注意
④ 心不全が安定している時の体重より2kg以上増えていたら要注意
⑤ 眠りが浅い時は、ストレスを感じていることがあるので要注意

【心不全の悪化を防ぐ10か条】

① 利尿剤などの薬を飲み忘れない
② 水分を取りすぎない
③ 塩分を控える
④ 便秘に気をつける・排便時に力まない
⑤ 過度な運動をしない
⑥ 入浴時は脱衣所や浴室を暖め、胸以下の水量にし、長湯をしない
⑦ 室温を適温にする
⑧ 質の高い睡眠を取る
⑨ ストレスや緊張を感じないように暮らす
⑩ あくび体操をこまめに行う

「心不全の悪化を防ぐ10か条」の③「塩分を控える」について補足します。「塩分を控えるように」と医師から言われると、多くの人が味噌汁を飲まなくなりますが、飲んでも大丈夫です。前著にそう書いたところ、驚かれた人が多かったようです。

塩分が少ない味噌を選ぶとか1日1杯で量を減らすなど気をつけることはありま

すが、好きな食べ物は我慢せず、上手に取り入れてほしいと思います。私自身は、大好きな赤味噌の味噌汁を死ぬまで飲みたいですね。

味噌汁を飲んだ後には「あくび体操」を行いましょう。あくび体操は血管拡張療法の効果を自然にもたらしてくれるので、前著に続き、本書でも紹介します。

背筋を伸ばして立ち、あくびをしながら「あーあ」と大きな声を出すのが一番効果的です。声を出せない時や立てない時、腕を伸ばせない時は、あくび体操をしている気持ちで笑って深呼吸しましょう。

「わっはっは」と声を出すだけでもいいですよ。「笑う門《かど》には福来《きた》る」と言うように、笑って過ごすことはとてもいいことです。

心不全や高血圧の人もそうでない人も、ぜひ今日から取り入れてみてくださいね。

私も毎日行って、予防しています。

【あくび体操の手順】

① 両手を下ろしたまま、肩幅に足を開き、背筋を伸ばして胸を開く
② 両手を前からゆっくりと高く上げながら、深く息を吸い込む
③ 大きな口を開けて「あ〜あ」とあくびをしながら、両手をゆっくり左右に下ろす

④　再び②を行い、「わっはっは」と笑いながら両手をゆっくり左右に下ろす

【効果的な方法】
・１セット２回、１日３セット行う
・ストレスを感じた時はすぐに行う
・自然の空気を吸いながら行う
・毎日好きな時に好きなだけ行う

※　むせやすい人は食後を避けましょう
※　笑顔でのびのびとやりましょう
※　みんなでやると楽しいですよ

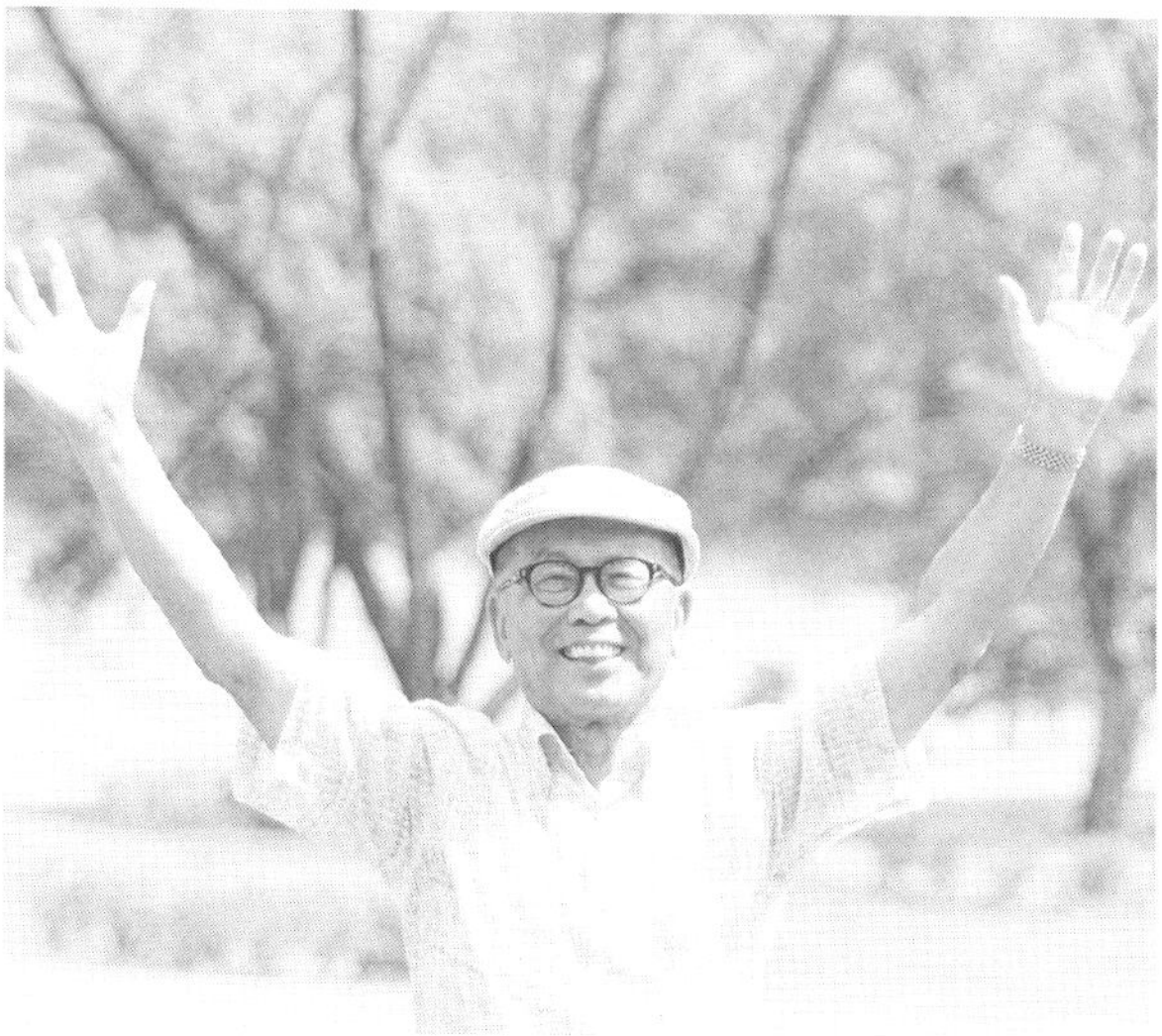

あくび体操をする著者（撮影：尾崎裕加）。

家に帰ったら、人工呼吸器が外せたんです

第1章「続・退院したら5日の命」で紹介した大野さんの息子さんを覚えていますか？

深夜に倒れて入院し、重症心不全になって人工呼吸器をつけられながらも、家に帰って母子《おやこ》で在宅医療を受けていた賢一さんです。人工呼吸器をつけていても家で暮らせることに、驚いた方も多いのではないでしょうか。

心不全の患者さんは苦しみを和らげるために人工呼吸器を使うことがあり、賢一さんはマスク型人工呼吸器を24時間使っていました。

さらに、ハンプ（利尿剤＋血管拡張剤）も24時間精密持続点滴していました。

そのうえ、目が見えず、半身麻痺もある賢一さんは、家に帰ってどのように過ごしていたのでしょうか？

- 大野賢一さん（57歳・男性）
- 病名……重症心不全、心筋梗塞、脳梗塞（右麻痺）、糖尿病、失明、ベーチェット病
- 医療資源……マスク型人工呼吸器、高カロリーの持続点滴、ハンプ（利尿剤＋血管拡張剤）の精密持続点滴
- 同居の家族……なし（在宅医療開始から約4か月は母親と同居）

２０１９年12月３日、この日は２回目の退院カンファレンスでした。

賢一さんのように在宅医療が難しい患者さんが退院する時は、カンファレンスを繰り返し行ったり、専門医やＴＨＰ《トータルヘルスプランナー》がカンファレンスに同席したりと、慎重に対応することが必要です。

この日のカンファレンスには14名が参加しました（賢一さん、母親、叔母、病院からは主治医・担当看護師・心不全の認定看護師、在宅医療チームからは医師４名・ＴＨＰ1名・訪問看護師３名）。

この日の話し合いでは、２日後にマスク型人工呼吸器をつけて退院することと、退院前にはソル・メドロールを注射することなどが決まりました。

左記は、賢一さんが在宅医療を始めてからたった２週間で改善していく過程です。

・１日目…ＡＣＰを行った（参加は賢一さん、母親、叔母、医師２名、訪問看護師４名、ケアマネジャー、ヘルパー、医療機器担当者２名の13名）
・４日目…心不全の改善が見られ、呼吸が安定して楽になった
・６日目…夜だけ人工呼吸器を使用した（日中は酸素吸入）
・11日目…人工呼吸器を完全に外すことができた
・13日目…ハンプの精密持続点滴（24時間）を終了し、内服に切り替えた

賢一さんは、退院してから約３年間、ほとんど人工呼吸器をつけずに生活をすることができました。心不全が悪化した時もありましたが、そんな時は利尿剤の追加や在宅酸素、マスク型人工呼吸器やハンプやカテコラミンの点滴など、必要な処置を素早く行うことで良くなりました。

そして、〝あくび体操〟も楽しんでいました。

「賢ちゃん、今日も一緒にあくび体操をしようか」

私がそう言うと、賢一さんはベッドに寝たまま、天井に向かってこれでもかというぐらい左手を伸ばし、「あ～あ」と声を出します。右半身に麻痺があるので左手しか上げられませんが、片手でも十分です。

「先生、あくび体操は気持ちいいね。寝ている時間が長いと背中が痛くなることがあるけど、これをやると身体が伸びてリフレッシュになるよ」

「そうでしょう。あくび体操は心不全の予防だけじゃなくて、気持ちが明るく前向きになれる体操なんだよ～。賢ちゃんのお母さんは、お庭でいつもあくび体操をしていたよ。じゃあ、最後は大きな声で笑おう！　わっはっは！」

「わっはっは、わっはっは～」

重症心不全の患者さんが家で暮らしながら人工呼吸器を外せるなんて、40年前の私ならきっと驚いていたでしょう。でも、長年在宅医療をしていると、そんな奇跡のような事実にも驚かなくなるので不思議ですね。

賢一さんの母親は、賢一さんが退院してから約4か月後に旅立たれました。目が見えない賢一さんは、一人暮らしになってしまいました。

私は過去にも一人暮らしで目が見えない人の在宅医療をしましたが、目が見えない人は病院よりも家のほうがいいと感じています。自分の家なら何がどこにあるかがわかり、一人でいても生活ができるからです。

自分の家なら段差や扉などの障害物があっても避けることができます。ヘルパーに来てもらえば、食事やトイレにも困りません。ベッドの脇にタッチパネル式テレビ電話を取り付ければ、寝たきりになっても安心です。

庭でセミの鳴き声がすれば〝夏だなぁ〟と思い、窓を開けて木枯らしが部屋に入り込めば〝寒くなったなぁ〟と四季を感じることができます。配達の人や近所の人が訪ねてくることで、社会とつながっているという自信にもなります。

それに比べると、病院は広いうえに特徴がありません。どの部屋も同じ造りになっているので、廊下から自分の病室へ戻る時も目印が必要です。

どこに何があるかわからないと障害物で転んだり、人とぶつかったり、迷子になったり、転落する危険性もあるので、部屋から出ることが減っていきます。

「目が見えないから病院が安心」ではなく、「目が見えないからこそ家が安心」と感じる人もいることを知ってほしいと思います。

一人暮らしになった賢一さんは、デイサービスに通うことで心が癒やされていたようです。このデイサービスには母親と通っていた思い出があり、スタッフとも心が通っていて、癒やしの空間でした。

「私が死んだら、息子にはデイサービスに行ってほしい」

母親の願いどおり、賢一さんはデイサービスに通いながら朗らかに暮らしていましたが、２０２２年11月25日に旅立たれました。

賢一さんを看取ったのは叔母でした。

私が電話をかけると、叔母は明るい声で言いました。

「先生、私も賢ちゃんが旅立った直後にピースの写真を撮ってもらったの!!」

私はその言葉に驚きました。賢一さんの叔母は、姉の大野さんが亡くなった時も取材の時も、撮影を頑《かたく》なに拒んでいたのです。その叔母が写真を撮る気持ちになれるほど、賢一さんは清らかな旅立ちだったんだなと心が暖かくなりました。

その1週間後のことです。賢一さんの叔母が、清々しい表情で私の外来にやって来ました。

「先生、私は先生たちのおかげで、夫も姉も甥も家で看取ることができました。気管切開をしていて『いつ死ぬかわからない』と言われた夫は、退院してから1年も生きました。『退院したら5日の命』と言われた姉は8年も生きました。賢ちゃんは、目が見えなくても最期まで家で暮らすことができました。

2年半前に姉が亡くなってからは、金曜日にお寿司を持って賢ちゃんに会いに行くのが私の生きがいでした。

あの日も金曜日だったんです。いつものように二人でお寿司を食べて、楽しくおしゃべりをして、夜9時頃に帰ろうとしたら、賢ちゃんの呼吸が聞こえませんでした。近づいてみると、呼吸が止まっていることに気がついたんです」

叔母の表情は、優しい笑みに変わりました。

「賢ちゃんが旅立った後、なんとなくお庭に出てみたんです。ふと空を見上げると、満天の星が光り輝いていてね。その時、〝あぁ！　賢ちゃんは目が見えるようになって、第二の人生に向かっているんだな〟って嬉しくなったんですよ」

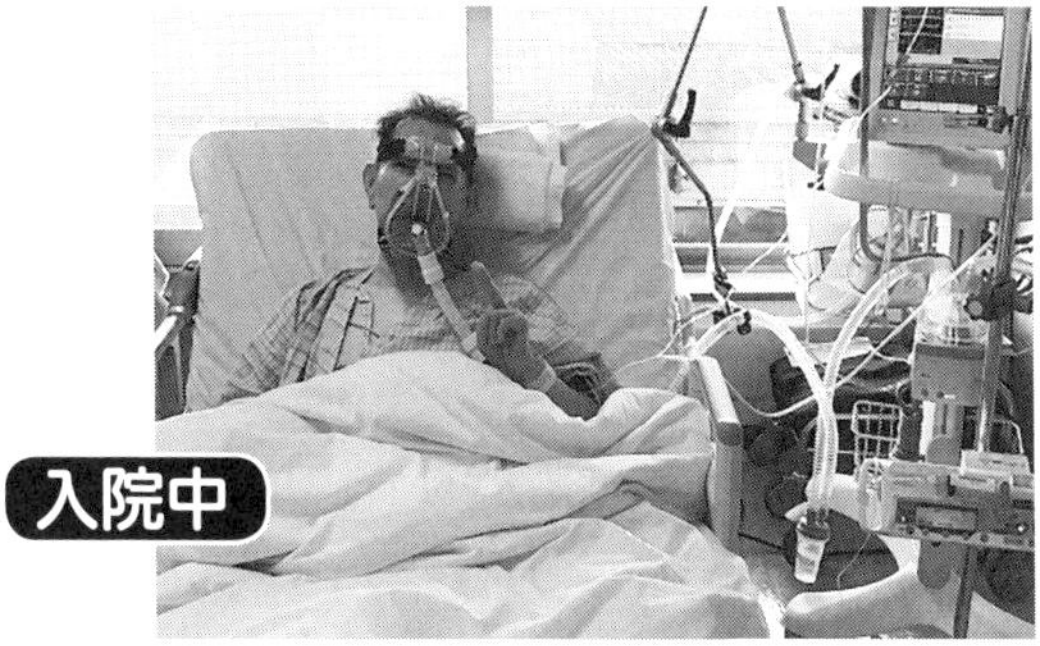

入院中、人工呼吸器をつけて苦しそうな賢一さん。

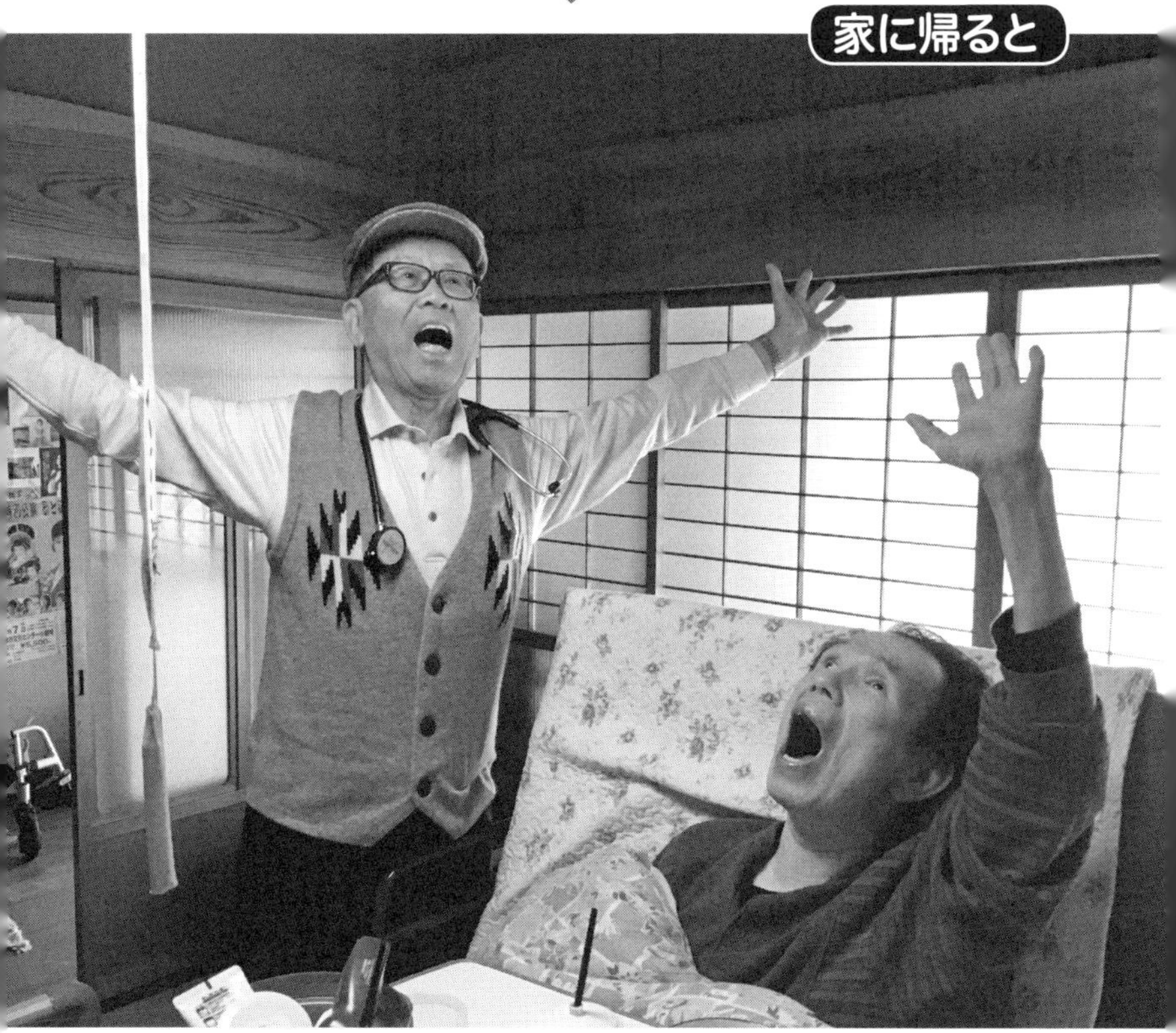

著者と一緒にあくび体操をする賢一さん。人工呼吸器が外れて気持ち良さそう。

心不全の在宅医療が広がるために

最後に、心不全の在宅医療が広がるためのポイントを4つお話しします。

1つ目は、心不全という病気の特性を知ることです。

心不全は突然苦しくなることもありますが、少しずつ悪化することが多いので、「まだいいだろう」と楽観してしまい、呼吸困難などの症状が出た時には入院を余儀なくされます。

悪化を防ぐためにも、少しでも早く診察を受けてほしいと思います。

2つ目は、入退院を繰り返すことが寿命を縮める原因だと知ることです。

病院に入院して治療を受けると楽になって退院します。しかし、家に帰って通院だけになると、心不全がまた悪化して再入院することがあります。

重症の心不全になると、1か月で再入院することが多いようです。

なぜ再び悪化するのかというと、病院の診察は1～2か月に約1回と回数が少ないので、気づいた時には悪化していることがあるのです。ほかにも院内の待ち時間で疲れたり、緊張で血管が収縮したりすることも、心不全の悪化につながるのだと思います。つまり、病院に行くことで悪化してしまうのです。

できれば退院後、最初の１～２か月間は、循環器の専門医がいる地元の診療所に通うか、循環器の専門医が関わってくれる在宅医療を受けてほしいと思います。それが入退院を繰り返さない方法であり、家で長く暮らすコツだからです。

そして、先ほどのコラム（２２４ページ）で紹介した「心不全の悪化に気づく５か条」と「心不全の悪化を防ぐ10か条」を実践してくださいね。

３つ目は、心不全の在宅医療は「生きるための医療」だと知ることです。

在宅医療は終末期医療だと思われがちですが、心不全の患者さんにとっては、家で笑って暮らすための医療です。

ホッとできる家での暮らしはストレスが少なく、血管拡張療法を受けているようなものです。だからこそ、心不全の人は積極的に在宅医療を受けてほしいと思います。

４つ目は、在宅医が積極的に心不全の患者さんを受け入れることです。

小笠原内科では、循環器の専門医と心不全の認定看護師を中心に教育的在宅緩和ケアを行っています。

私の経験では、教育的在宅緩和ケアで支え合えば、心不全が専門でなくても病院での臨床経験が5年以上ある医師ならほとんど対応できると思います。

難しいのは重症心不全の患者さんや人工呼吸器をつけている患者さん、カテコラミンやハンプの精密持続点滴をしている患者さんなどですが、循環器の専門医や心不全の認定看護師と連携すれば、きっとうまくいくはずです。

朗らかに生きて、苦しまずに旅立つことは、万人の願いでしょう。

30年前は、「末期がんの患者さんが在宅医療なんてありえない」と言われていました。しかし今では当たり前にできる時代になりました。

心不全の患者さんも近い未来、そうなることを願っています。医療は進歩していますから、こちらは10年もかからないと信じています。

第5章　「未来に希望を」と願うあなたへ

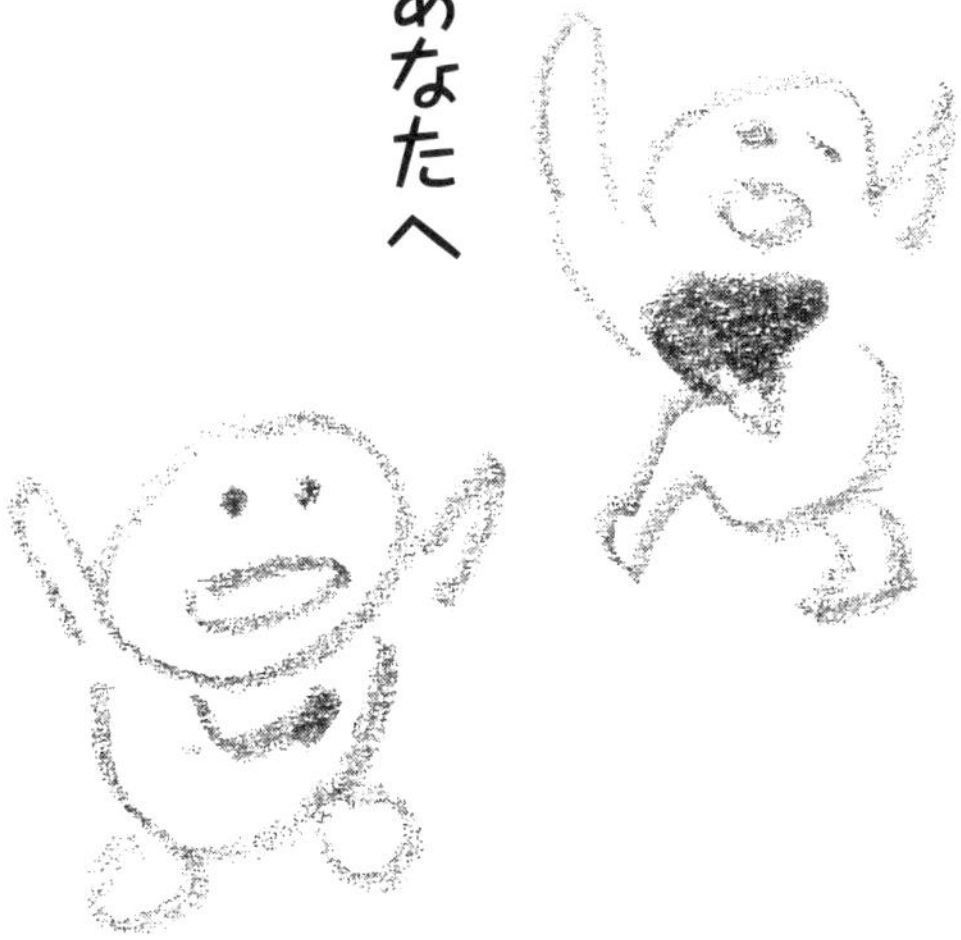

私が在宅医療を始めてから33年が経《た》ちました。

嬉しいことに在宅医療は広がりを見せていますが、一方でその質にも差が広がっていることを憂慮《ゆうりょ》しています。

一人でも多くの患者さんが願いを叶えられるように、誰もが在宅ホスピス緩和ケアを受けられるように、この章では未来への思いを伝えたいと思います。

「かあさんの家」と「看取りの家」

在宅医療が自宅以外でも受けられることはご存じですか？　今回は、自宅でも施設でもない「ホームホスピス」を紹介します。

ホームホスピスは、「住み慣れた地域で、なじみの人たちに囲まれて、その人らしく人生を全うしてほしい」という願いを込めて、1990年に介護従事者の市原美穂《いちはらみほ》さんが宮崎県に作った終《つい》の棲家《すみか》です。

現在は、「かあさんの家」という名前で全国に広がっています。

これは、市原さんの思いに共感した介護士と看護師の若い夫婦が、ホームホスピスの開設に奮闘したお話です。

２０１９年、兵庫県にいい土地を見つけた夫婦は、ホームホスピスに「看取《みと》りの家」と名づけ、すぐに建設を開始しました。ところが、「看取りなんて縁起が悪い」、「救急車がしょっちゅう来るのではないか」と、近隣住民の反対にあってしまいました。

夫婦は理解を得ようとしますが、事態は収束しません。それどころか、メディアが取材に来るほどの大騒動に発展してしまったのです。

読売テレビの『情報ライブ　ミヤネ屋』という番組でもこの問題が取り上げられることになり、私がコメンテーターとして出演することになりました（２０１９年３月13日放送）。

「看取りの家」は、どうして騒動に発展してしまったのでしょうか。生放送の直前に詳細を知った私は、番組で２つの問題を指摘しました。

１つ目は名前です。「看取りの家」と聞くと、〝死〟を連想する人が多いのではないでしょうか。〝生きるための家〟に〝看取り〟という名前を付けたことで、誤解を与えてしまったのかもしれません。

２つ目は段取りです。近隣住民への説明が行きわたる前に建設を始めてしまい、不信感を抱かせてしまったようです。後からだと「言い訳」に聞こえることがあるので、前もって「説明」するとよかったかもしれませんね。


ホームホスピスは希望となりうる棲家です。つまり、ホームホスピスがなくなるということは、希望を失う患者さんが増えるということです。

番組中にコメントを求められた私は、「これからは地域で支えることが求められるようになります。ホームホスピスができることは、地域にとってもプラスだと思います」と答えました。

「ミヤネ屋」に出演してから数日後、私に一通の手紙が届きました。あの若夫婦からでした。許可を頂きましたので、一部を紹介します。


「小笠原先生、こんにちは。ミヤネ屋では、私たちの意図を汲《く》んでコメントしてくださり、ありがとうございました。感謝の気持ちでいっぱいになりました。私たち夫婦はこれまで十数年、病院や高齢者福祉施設で勤務していました。先生の著書『なんとめでたいご臨終』も拝読しました。まさに私たちが理想としている最期の生き方でした。

〝死は忌《い》むものではない。ポジティブに考えよう〟という先生のメッセージは、大きな励みになりました。

残念ながら今回は断念することにしましたが、ゆくゆくは誰でも最期まで安心して暮らせる場所を作れたらいいなと思っています」

「看取りの家」を断念したと知って私はとても残念に思いましたが、後日、夫婦が小笠原内科へ研修に来て、こんな話をしてくれました。

「小笠原先生、嬉しいことがあったんです。ミヤネ屋の放送後、たくさんの人が私たちの取り組みに共感してくれて、お手紙などで励ましてくださったんです。その中のお一人が、土地と建物をそのまま買い取ってくれたんですよ。借金だけが残って、これから先どうしようかと思っていたから、ホッとしました。

『看取りの家』は残念だったけど、私たちは素晴らしいご縁をたくさん頂きました。これからも夢に向かって頑張ります」

私はその話を聞いて、よかったなぁと安心しました。いつか夫婦の夢が実現する日を楽しみに待っています。

超少子高齢社会において、「地域で支える仕組み＝地域包括ケアシステム」を作ることは大きな課題です。その中でも、ホームホスピスは地域包括ケアの希望だと思います。

住み慣れた家でなくても、身も心も暖かくなる場所がきっとあります。〝ここにいたい〟、〝ここで笑って生きたい〟と思うところが、あなたにとっての「家」だからです。家に帰れなくても、そんな場所を見つけ、終の棲家として暮らせるといいですね。

海を渡る教育的在宅緩和ケア

次は、教育的在宅緩和ケアが広がれば、多くの患者さんが救われるというお話です。

これは私が「日本医学会総会（2019年）」で講演したケースの一つで、北海道の在宅医と岐阜にいる私が「教育的在宅緩和ケア」で協力して在宅医療を行ったものです。

- 北野さん（60歳・女性）
- 病名……胃がん（末期）、肝転移、肝不全、閉塞性黄疸《おうだん》
- 同居の家族……娘、孫

北海道に住む北野さんは、入院先の病室で痛みが取れずに苦しんでいました。

そして、毎日のように「家に帰りたい」と言っていたそうです。

その姿を見かねた家族は、なんとか家に帰らせてあげたいと、地元で在宅医療をしている山田先生に相談に行きました。

山田先生は、すぐにでも退院させてあげたいと思いながらも、在宅医療の経験が浅いことに不安を感じ、即答できなかったそうです。

そして悩んだ末、私に電話をかけてきました。山田先生は過去に小笠原内科へ研修に来たことがあり、「教育的在宅緩和ケア」を知っていたのです。

「小笠原先生、末期がんの患者さんが家に帰りたいと言っていますが、ほかの在宅医からは断られてしまったそうです。なんとか受け入れたいのですが、北野さんは大量のモルヒネを使っていて……。私は大量のモルヒネを使った経験がないので、どうしたらいいか……」

「大丈夫だよ。退院させてあげようよ」

「大丈夫でしょうか？」

「大丈夫！　オンライン診療もできるし、『THP+《ティーエイチピープラス》』のアプリがあるからね」

私たちは教育的在宅緩和ケアで協力し合うことを約束しました。

ところがその後、いくら待っても連絡がきません。

なかなか退院許可が下りなくて
2週間後、やっと山田先生から連絡がきました。

「小笠原先生、連絡が遅くなってすみません。なかなか退院許可が下りなくて……。実は、北野さんがあまりに痛がるので主治医が持続的深い鎮静を始めたら呼吸が止まってしまったそうです。驚いて中止したら、一命は取りとめたそうですが今も意識が戻りません……」

「そんなことがあったんだね。たとえ意識がなくても、家に帰れば家のぬくもりや匂い、空気は感じられると思うよ。北野さんは家に帰りたいと願っているんだから、なんとか帰らせてあげたいね。山田先生、もう一度、主治医を説得してみましょうよ。それでもだめなら僕に電話をしてね」

山田先生の粘り強い説得のおかげで、北野さんはやっと退院することができました。

ところが家に帰ってきても、北野さんは眠ったままです。報告を受けた私は、北野さんの娘さんに電話をかけました。

「家に帰れてよかったね。お母さんは『お風呂に入りたい』って言っていたんでしょう？」

「そうなんです。母はお風呂が大好きで……」

「せっかく家に帰ってきたんだから、お風呂に入れてあげたらどう？」

「眠っているのに大丈夫でしょうか」

「大好きなお風呂に入っている時に心肺停止したとしても、〝いい湯だな、アハハン〟って気持ち良く旅立てるんだから、苦しくないよ」

「それなら入れてあげようかなぁ」

と答えた娘さんですが、思い出したように言いました。

「あっ、でも病院の先生からは、絶対安静と言われています」

「病院の先生は、患者さんにとって亡くなるリスクがあることは勧めないよ」

「やっぱりリスクがあるんですよね？」

「そりゃあね、長生きできる人がお風呂に入ることで死ぬかもしれないなら入っちゃいけないよ。でもお母さんは、お風呂に入らなくても死ぬんだよ。入りたいなら入っていいんだよ。それはリスクとは違うと思うし、お母さんが望むことをしてあげることが、親孝行かもしれないからね」

娘さんはお風呂に入れることを決意したようです。

そこで私は訪問看護師に、「ソル・メドロールの注射を打ってから、北野さんをお風呂に入れてね」と伝えました。

北野さんはお風呂に入ると、一時的に意識を取り戻したそうです。しかし、

「お母さん！　私のことわかる？」

という娘さんの声には答えず、またすぐに眠ってしまったそうです。

お風呂で意識を取り戻したということを「ＴＨＰ＋」で知った私は、〝家には不思議な力があるんだなぁ〟と、あらためて実感しました。

翌日も北野さんはお風呂に入りました。山田先生は私にモルヒネの使い方を質問したり、家族に心のケアをしたりして、在宅医療を進めていきました。

北野さんが家に帰ってから４日目のことです。

この日、北野さんの家に赤いランドセルが届きました。北野さんから初孫へのプレゼントでした。孫は大喜びでランドセルを背負い、家中を走り回っています。

その声が聞こえたのでしょうか。なんと北野さんが目を覚ましたのです。

「お母さん！」

「おばあちゃん！」

娘さんとお孫さんが、北野さんのベッドに駆け寄りました。

「お母さん、見て！　ランドセルが届いたよ」

「おばあちゃん、ありがとう！」

二人の声を聞きながら、北野さんは孫のランドセル姿をじっと見つめていたそうです。

そして、わずかに微笑んだ直後、息を引き取りました。


後日、娘さんはこんな話をしてくれました。

「あのまま病院で亡くなっていたら、母への謝罪の気持ちと後悔を一生背負っていたかもしれません。たった4日だったけど、家に帰れてよかった。お風呂に入れていいって言われた時は驚いたけど、入れてあげられてよかった。

病院ではあんなに苦しんでいたのに、家に帰ってからはお風呂に入れて、孫にも会えました。ランドセル姿も見られて母は嬉しかったと思うし、私も心が救われました」

山田先生は、教育的在宅緩和ケアを振り返ってこう話してくれました。

「今回の経験で、在宅医としてスキルアップできた気がするし、何よりも北野さんが家に帰れたこと、そして、ご家族の笑顔を見ることができたことが嬉しいです。こんなに難しいケースは初めてでしたが、次に同じようなことがあったら、今度は迷わず受け入れることができそうです」

その声は、自信にあふれていました。

今回紹介した教育的在宅緩和ケアは、こんなケースに有用です。

・在宅医療をしていない「かかりつけ医」にも関わってほしいケース
・重症心不全など、専門的な知識が必要なケース
・過疎地や近くに在宅医がいないケース
・患者さんの痛みや苦しみが取れないなど難しいケース

私が在宅医療を始めたころとは違い、今は全国各地に経験豊富な在宅医や専門医がたくさんいます。経験が浅くても、みんなで協力すれば、どんな患者さんでも最期まで家で支えることができるはずです。

実際に、私はこれまでに41人の医師と教育的在宅緩和ケアをしました。すると100人の患者さんのうち、95人が最期まで家で暮らすことができたのです。

教育的在宅緩和ケアを行えば、さまざまな理由で「最期まで家で生きる」ことを諦めている患者さんの願いも叶います。それは、医師にとっても大きな経験となり、自信につながります。

一人でも多くの患者さんが笑顔で旅立つためにも、教育的在宅緩和ケアが広がること、さらには、日本中どこでも質の高い在宅医療が受けられるように、教育的在宅緩和ケアを提供できる在宅医療連携拠点センター（クリニック）ができることを切に願っています。

そして、教育的在宅緩和ケアが日本だけにとどまらず、世界中の海を渡っていきますように。

「ぴんぴんころり」の旅立ちは幸せですか？

「ぴんぴんころり」は、たとえ病気があっても亡くなる直前まで〝ぴんぴん〟と元気に暮らし、亡くなる時は苦しむことなく〝ころり〟と旅立てる幸せな最期として表現されることがありますが、実際にはどうなのでしょうか。

- 浅野さん（86歳・女性）
- 病名……不安神経症、フレイル、認知症
- 同居の家族……なし

浅野さんは、夫婦で小笠原内科の在宅医療を受けていました。

在宅医療を始めてから2年目のこと、ご主人に〝がん〟が見つかりました。すると浅野さんはご主人に、

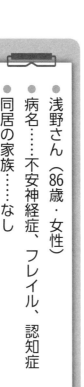

「私も連れてって」

と頼むようになりました。それを聞いた私は、こう話しました。

「おうちでご主人を見送ってあげようよ。それでね、いつかご主人がお迎えに来てくれたら、一緒に仏さまのもとへ行けばいいじゃない」

夫婦はとても仲が良く、仏教を篤《あつ》く信仰していたからです。私の話に浅野さんは笑っていました。

ところが日が経つにつれ、浅野さんは「一人になったらどうしよう」と不安を口にすることが多くなりました。そこで私は、「臨床宗教師に話を聞いてもらったら？」と提案しました。

臨床宗教師とは、終末期の患者さんに寄り添い、心のケアを行う宗教者です。

これは、自《みずか》らも末期がんに侵された在宅ホスピス医の岡部《おかべ》健《たけし》先生が、2011年に起きた東日本大震災後、〝終末期患者に寄り添う宗教者の存在が必要だ〟と考えて養成を始め、誕生したものです。

宗教者と言っても、布教活動は一切行わず、患者さんが信仰する宗教にも左右されません。守秘義務があるので、話した内容が外部に漏れることもありません。

私の患者さんの中にも、臨床宗教師に何度も会って話をすることで、穏やかに過ごすことができるようになった人がたくさんいます。

「死」に直面した時、不安や悩み、心の葛藤を人に打ち明けることができたら、気持ちが軽くなることもあります。


1年後、ご主人は清らかに旅立たれました。その時、浅野さんのそばには臨床宗教師が寄り添っていました。

その後、一人暮らしになった浅野さんは、一人で考える時間が増えたせいか、眠れないと訴えるようになりました。遠くで暮らす娘さんも、〝このまま一人暮らしをさせていいのか〟と心配していました。

ある日のこと、臨床宗教師と一緒に訪問すると、浅野さんはお仏壇の前に座って合掌していました。

「これは、私と夫の念珠なの。こうして2つの念珠を持っていると、夫と一緒にお参りしている気がしてね。なんだか嬉しいの」

浅野さんは微笑みながら、そう話してくれました。

臨床宗教師はその後もずっと浅野さんを訪ねていました。すると、心が癒やされたのでしょうか、浅野さんはしっかり眠れるようになり、穏やかな気持ちで過ごせるようになりました。

その日は、ご主人が亡くなってからちょうどひと月目の「月命日《つきめいにち》」でした。浅野さんは、お風呂に入っている時に旅立たれました。入浴中に旅立たれたにもかかわらず、眠っているかのような穏やかな表情の浅野さんを見て、〝あぁ、ご主人がお迎えに来てくれたんだな〟と私は思いました。しかし駆けつけた娘さんは、布団に寝かされた母親を見て取り乱し、悲嘆していました。

数日後、娘さんが「THP+《ティーエイチピープラス》」に、「母をお風呂で死なせてしまった、一緒に暮らしてあげればよかった」と、思いを吐露《とろ》されました。娘さんは、ずっと後悔していたのです。

すると臨床宗教師は、「THP+」にこう返しました。

「私も浅野さんが亡くなった直後は、動揺と寂しさが大きかったです。でも、一緒に恩徳讃《おんどくさん》を歌ったり、笙《しょう》を聴いてもらったり、ご主人が愛用していた経本《きょうほん》をいつもそばに置いていたり、あたたかく感じる情景が思い出されます。

普段から笑顔で接してくれた浅野さんが思い出させてくれているのかな、なんて思ったりもします。ぜひお浄土の様子も聞いてみたいですね」

その2時間後、娘さんからこう返事がありました。

「両親のことを覚えていてくださる方がいることが嬉しいです。気丈に振る舞う日常の中で、『ＴＨＰ＋』だけが本音を言える場所です。ここに書き込んだことが、少しでも父母の供養になればと思います」

二人のやり取りを見ていた私は、「ＴＨＰ＋」を通じて娘さんに伝えました。

「『一人で死なせてしまった』と後悔しているようだけど、死ぬ瞬間に立ち会えるかよりも、生きている時に気持ちが通じ合うことのほうが大事だよ。だから、お母さんもあなたがいてくれて幸せだったと思うよ。

それにね、お母さんは苦しまずに旅立てたんだよ。浴槽にもたれて亡くなったということは、心停止が起きて、スーッと旅立てた証拠だからね。うらやましいくらいだよ。綺麗になって、気持ちのいい時にご主人が迎えに来てくれたなんて、浅野さんも嬉しかったと思うよ」

旅立ちの3週間後、娘さんが再び「THP+」に思いを書き込んでくれました。「母が亡くなる11日前のことです。小笠原先生が出演された『世界一受けたい授業』というテレビ番組を母と二人で観ていました。

母は、『まったくテレビのとおり、お父さんも小笠原先生に良くしてもらったの。家で看取れて本当によかった』と言っていました。

その言葉を聞けたことが、私の救いになっています。

母とは突然の別れでしたが、自分の信仰心どおりに最期は優しく導かれ、安心してお浄土へ往生できたことは最高に嬉しかったと思います。

そして、最終的にケアをされていたのは私自身だったことにも気づきました。『いつも偉そうなことを言っているけど、一番お世話になっているのはあなたなのよ』と、お浄土から父母に笑われている気がします。

皆様、本当にありがとうございました」

そして、娘さんが実家の片付けをするために岐阜に来た時のことです。娘さんが小笠原内科に来て、「母を亡くしてちょうど１か月が経ちました。〝ぴんぴんころり〟が理想のように言われることもありますが、別れを惜しむ時間がもう少し欲しかったなと思います」と、素直な気持ちを伝えてくれました。

ぴんぴんころりは、患者さんにとっては楽な死に方かもしれませんが、残された家族にとっては突然のお別れなので、現実を受け止めるまでには時間がかかることもあるでしょう。

突然の別れに、ご家族が苦しむのは当然のことです。そんな時、臨床宗教師との関わりによって心が暖かくなり、救われることもあります。

私自身、医師としてはもちろん、僧侶の立場としても、臨床宗教師の心のケアが死を意識した人の支えになることを実感しています。不安な心が安心に変わる時、「いのち」が救われるのです。

医学における究極の哲学は生と死であり、哲学に信心が加わると宗教になると思います。医学と宗教の道は、アプローチの方法が違うだけで「いのちを救う」

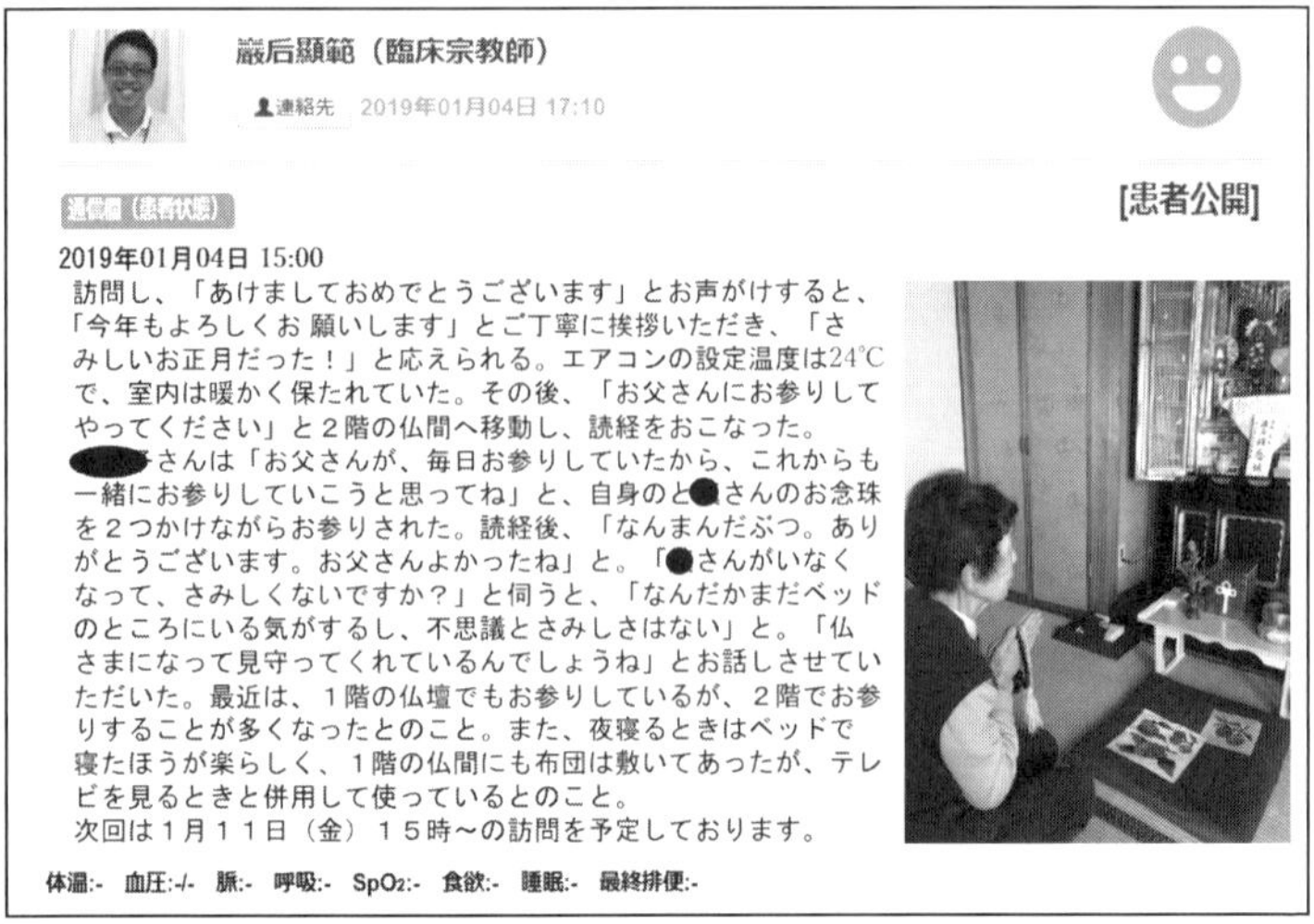

巌后顕範（臨床宗教師）

連絡先　2019年01月04日 17:10

通信欄（患者状態）　[患者公開]

2019年01月04日 15:00

訪問し、「あけましておめでとうございます」とお声がけすると、「今年もよろしくお願いします」とご丁寧に挨拶いただき、「さみしいお正月だった！」と応えられる。エアコンの設定温度は24℃で、室内は暖かく保たれていた。その後、「お父さんにお参りしてやってください」と２階の仏間へ移動し、読経をおこなった。[redacted]さんは「お父さんが、毎日お参りしていたから、これからも一緒にお参りしていこうと思ってね」と、自身のと[redacted]さんのお念珠を２つかけながらお参りされた。読経後、「なんまんだぶつ。ありがとうございます。お父さんよかったね」と。「[redacted]さんがいなくなって、さみしくないですか？」と伺うと、「なんだかまだベッドのところにいる気がするし、不思議とさみしさはない」と。「仏さまになって見守ってくれているんでしょうね」とお話しさせていただいた。最近は、１階の仏壇でもお参りしているが、２階でお参りすることが多くなったとのこと。また、夜寝るときはベッドで寝たほうが楽らしく、１階の仏間にも布団は敷いてあったが、テレビを見るときと併用して使っているとのこと。

次回は１月１１日（金）１５時～の訪問を予定しております。

体温:-　血圧:-/-　脈:-　呼吸:-　SpO2:-　食欲:-　睡眠:-　最終排便:-

臨床宗教師が書いた「THP+」には、笑顔のマークがついていました。浅野さんは２つの念珠を手に、お参りされていました。

という目的は同じです。

小笠原内科では、10年ほど前から臨床宗教師の育成に力を入れ、たくさんの患者さんが臨床宗教師と関わってきました。

臨床宗教師とのおしゃべりが楽しくて待ち遠しいとか、不安を打ち明けると気持ちが楽になる、と喜ばれる人が多く、頼もしい存在だと感じています。

今回は臨床宗教師を取り上げましたが、ほかにも音楽療法士やアロマセラピスト、フットセラピストや整膚師《せいふし》、看取り士や臨床スピリチュアルケア師などが、患者さんが穏やかな気持ちで最期まで生きられるようにと寄り添っています。

広がれ、「ＴＨＰ」の輪

たびたび登場している「ＴＨＰ《トータルヘルスプランナー》」。ＴＨＰは「Total Health Planner」の頭文字を取ったものです。

前著でも紹介したところ、「ＴＨＰの探し方を教えてほしい」、「誰でもお願いできるのか」などの問い合わせがたくさんあったので、ここで詳しく説明します。

ＴＨＰは、「日本在宅ホスピス協会（ＨＨＡ）」の認定資格です。ＴＨＰが在籍している医療機関はホームページに掲載されているので、直接問い合わせてもいいですし、ＨＨＡの事務局に問い合わせてもいいでしょう。

ＴＨＰが近くにいない時は事務局に相談してみてもいいと思います。患者さんの状況に応じて、ＨＨＡに在籍している在宅医療のスペシャリストや質の高い在宅医療ができる在宅医を紹介してもらえることもあります。

在宅医療のキーパーソンであるＴＨＰは、こんな役割をしています。

①多職種連携・協働・協調がスムーズに行われるように配慮し、介入する
②患者さんや家族の生活状況や希望を把握する
③患者さんや家族、チームのすべてに目を配り、問題点を素早く見つける
④全体を俯瞰《ふかん》して、在宅医療が円滑に進むように方針を考える

第1章のコラム「介護の負担を減らす10か条」（80ページ）でも少し触れましたが、ＴＨＰをモデルとした「ＴＳＭ《トータルサポートマネジャー》」が山梨県に誕生し、活躍しています。その誕生秘話を見ていきましょう。

２０１５年、山梨県の看護協会などから医師や看護師、リハビリ専門職、ケアマネジャー、大学教授たち41人が、バスに乗って小笠原内科にやって来ました。この時の研修で、小笠原内科で活躍するＴＨＰを目の当《ま》たりにした看護師らは、「山梨県でもＴＨＰを作りたい」と山梨県にお願いしたそうです。

その結果、山梨県ではＴＳＭという名称でＴＨＰを育成し、質の高い在宅医療を提供できるようになりました。

在宅医療の質は、「日常生活動作（ADL）の質」だけでなく、「生活の質（QOL）」と「死の質（QOD）」に直結します。在宅医療の質が高くなるほどお金が安くなり、医療費の削減も期待できます。

もしＴＨＰがいなかったら、患者さんや家族の思いが伝えたい人に伝わらない、チーム内の問題を解決できずにチームワークが乱れる、課題が表面化するまで気づかず手遅れになるなどの問題が起こります。

つまり、全体を俯瞰できるＴＨＰのような司令塔がいると、在宅医療はうまくいくことが多いのです。

患者さんが最期まで家で朗らかに生きて旅立つことは、私の願いです。そのためにはＴＨＰの力が必要だと感じています。ＴＨＰがいることで、「在宅ホスピス緩和ケア」が叶いやすくなることを私自身が感じているからです。

患者を支え、家族を支え、看取りまで支えるのが「ＴＨＰ」。これからもどんどん増えていくことが期待されています。

コラム

在宅医はどう選べばいいの？

ここでは、質の高い在宅医療が提供できる在宅医の選び方を紹介します。

① 信頼できる「かかりつけ医」を見つけておこう

私自身は、かかりつけ医にお願いするのが一番だと思っています。信頼できるかかりつけ医なら安心だからです。痛みや苦しみは、不安に比例するように増すことがあります。通院ができるうちに、信頼できるかかりつけ医を見つけておきましょう。

かかりつけ医が在宅医療をしていない時は、「先生のご家族が在宅医療を希望されたらどの先生にお願いされますか？」と聞くのがいいでしょう。

かかりつけ医がいなくてホームページや本で探す時は、〝心のケア〟を大切にしている在宅医を選びましょう。

ほかには地域包括支援センター、訪問看護ステーション、居宅介護支援事業所、地域の医師会、市役所に相談したり、「日本在宅ホスピス協会」のホームページに掲載されているＴＨＰ《トータルヘルスプランナー》や医療機関に問い合わせてみてもいいですね。

入院中なら「地域連携室」に相談することもできます（名称は違う場合があります）。

②　正しいマッチングをしよう

在宅医を選ぶ時に大切なことは、「正しいマッチング」です。わかりやすいように具体的な例を挙げてみましょう。

・夜が不安な人や一人暮らしの人は、24時間対応している在宅医を選びましょう。
在宅医が24時間対応していなければ、夜中に苦しくなった時は救急車を呼ぶしかありません。そのまま入院となれば、「最期まで家で」という願いが叶わないこともあるからです。

ただし、「24時間対応」と謳《うた》っていても、実際には訪問看護師の要請に応じず往診しないとか、救急車を呼んで対応させる医師もいるようです。そういった在宅医を選ばないためにも、相談外来で「夜間に救急車を呼ぶことについてどう思いますか」と質問したり、複数の訪問看護ステーションに問い合わせたりしてみるといいと思います。

・心不全の人は、心不全の専門知識がある在宅医がベストですが、近くにいない時は循環器の専門医と「教育的在宅緩和ケア」をしてくれる在宅医を選びましょう。専門知識に基づくケアができないと、心不全が悪化して入院することが多くなります。

・重症心不全や認知症など、家で最期まで支えることが難しい病気の人は、専門医や在宅医療の経験が豊富な在宅医を選びましょう。

・末期がんの人ならモルヒネを使い慣れている在宅医や、がん患者さんの在宅看取り率が80％以上ある在宅医だといいですね。これらは直接尋ねてもいいと思います。

在宅看取り率とは、家で看取った確率のことですが、在宅看取り率だけで判断するのは十分ではありません。なぜなら、持続的深い鎮静を使っても家で看取れば在宅看取り率が上がってしまうからです。

大切なのは、家で死を迎えることではなく、朗らかに生きて清らかに旅立つことです。そのためにも、持続的深い鎮静を使わなくても高い在宅看取り率が実現できる在宅医を見つけてほしいと思います。

それを見定める方法として、「持続的深い鎮静の使用頻度」と「在宅看取り率」をセットにして尋ねるのもいいと思います。

「家が近いから」という理由だけでなく、在宅医のスキルと患者さんの状態がマッチングしているかを見極めて在宅医を選ぶことが、「最期まで家で暮らしたい」という願いを叶えるコツだと思います。

③ 厚生労働省の認可を参考にしよう

前著213ページでも紹介しましたが、在宅医療をしている診療所の中には厚生労働省に認定されている診療所があります。

認定の条件は、【A】在宅療養支援診療所→【B】機能強化型在宅療養支援診療所→【C】在宅緩和ケア充実診療所の順に厳しくなっています。

認定診療所を知りたい時は、各市町村の医療整備課などに問い合わせればわかると思います。

認定を受けていなくても、最期まで家で暮らせるように支えてくれる診療所もあるので、かかりつけ医や病院の看護師さん、在宅医療を経験したことのある知人などから情報を得るのもいいと思います。

最後に、「在宅療養支援病院」を紹介します。

嬉しいことに、在宅医療をしてくれる病院ができました。とはいっても、病院の医師が24時間往診することは難しいのか、急変した時や最期の時は入院してもらうことも多いようです。

患者さんは「最期まで家で」と願っています。誰に頼んでもその願いが叶うように、日本全体で在宅医療の質が高まるといいなと思っています。

最初にお伝えしたように、在宅医療は信頼関係が大切です。どんな質問でも丁寧に答えてくれたり、本音を話してくれたり、ちゃんと目を見て話してくれるなど、最期までお世話になりたいと思う医師を選びましょう。信頼関係が築けないと感じたなら、在宅医を替える勇気も必要だと思います。

在宅医療は「支え合う医療」

在宅医療は、医師や歯科医師、看護師や薬剤師、リハビリ専門職や管理栄養士、ケアマネジャーやヘルパー、福祉用具の専門員など、あらゆる人たちが患者さんを支えています。

今回は、作業療法士であり、緩和ケアのプロとして活躍している安部能成《あべかずなり》先生が、THP《トータルヘルスプランナー》の資格取得のために小笠原内科へ研修に来られた日のお話です。

- 河合さん(72歳・男性)
- 病名……前立腺がん(末期)、肝転移、脊椎《せきつい》転移、下半身麻痺
- 医療資源……人工透析
- 同居の家族……妻

ある日のこと、河合さんが入院している病院から電話がかかってきました。

「小笠原先生、末期がんで入院している河合さんが『家に帰りたい』と訴えていますが、河合さんは人工透析をしているので奥さんも困っています」

「では奥さんに、小笠原内科に来てもらうように話してください」

そんな話をして、私は電話を切りました。


3日後、河合さんの奥さんと娘さんが、私の相談外来にやって来ました。

「夫はホルモン療法と抗がん剤治療をしましたが、脊椎と肝臓に転移したので放射線治療も始めました。でも、とうとう動けなくなりました」

「頑張ってきたんだね」

私がそう言うと、奥さんは「はい」と頷《うなず》きながら、涙ぐんでいます。

「夫は余命が長くないことを知っていて、『家に帰りたい。退院したい』と言うんです。病院の先生からは、『退院してもいいけど、通院での透析はしていないから、透析を希望するならほかの病院でしてほしい』と言われてしまって……」

「そうなんだね。通院しながら透析が受けられる病院もあるから心配いらないよ。

通院する体力がなくなってきた時に、入院して透析を受けるのか、透析をやめて家で過ごすのかを選べばいいことだからね」

私の話を聞いた娘さんは、しっかりとした口調で言いました。

「病室で見る父の表情は、いつも不安そうで寂しそうなので、家に帰らせてあげたいです。でも透析をやめると死が早まってしまうので、どこでどう過ごすのが安心なのか、父がどうしたいのか、しっかり話し合ってきます」

「それがいいと思うよ。『家に帰りたい』と希望されたら、私に連絡してね」

そう伝え、私は二人を見送りました。

翌日、河合さんの奥さんから「退院したいので在宅医療をお願いします」と連絡があったので、私は緊急退院の手配をしました。

その数時間後、私とＴＨＰ《トータルヘルスプランナー》が退院の時間に合わせて訪問すると、河合さんはベッドに横になっていました。その隣で奥さんは泣いていました。

「先生、病院では顔面蒼白《そうはく》だったのに、家に帰った途端、夫の顔色が良くなったんです。信じられません」

喜びの涙だったようです。私も笑顔で返しました。

「奥さんの顔色も、昨日より明るいよ」

「そうですか。ちょっとホッとしたのかもしれません。ところで先生、これから夫の透析はどうしたらいいでしょうか」

「そうだねぇ。今の状態なら、透析は週1回ぐらいがいいかもしれないね。元気があれば週2回でもいいと思うよ。内服薬は中止するけど、必要な時に座薬と注射をするからね。困ったことがあれば、訪問看護ステーションに電話をすれば24時間いつでも対応するし、往診もするから心配いらないよ」

こうして河合さんの在宅医療は始まりました。

ところが数日後、採血の結果を見ていた小笠原内科の医師が、河合さんの前立腺がんが急速に進んでいることに気づきました。

医師は奥さんを外に連れ出し、現状を話すことにしました。

「ご主人の血圧はとても低く、動くのも辛そうなので、明日の透析はご主人が起きた時の様子で考えましょう。動けそうなら病院に行って、主治医に相談してもいいと思います」

「わかりました。もう余命は短いのでしょうか」

「透析をやめると２週間以内で亡くなる人が多いですが、がんの進行具合から考えると１週間程度かもしれません。今ならまだお話もできるので、会いたい人がいれば呼んでもらうといいと思います」

「わかりました……。娘にも伝えます。先生、夫はこれまで頑張ってきたので、最期は苦しい思いをさせたくありません」

奥さんは目に涙を浮かべています。

「そうですね。痛みや苦しみを感じることがあれば、モルヒネなどを使って和らげますね。これからは眠る時間が長くなったり、せん妄《もう》が強く現れたりするかもしれませんが、座薬や注射でちゃんと対応しますので安心してください」

その５日後のことです。この日は、岐阜新聞の記者の取材と安部先生の研修が重なっていました。そこで、ＴＨＰを含めた４人で河合さんの家に行きました。

私たちが到着すると、奥さんからこんなことを頼まれました。

「先生、夫が『身体が痛い』と言っているので、なんとかしてもらえませんか」

すぐにＴＨＰが体位交換しようとすると、その様子を見ていた安部先生が、「ちょっとしたコツがあるんですよ。僕がやってみましょうか」と言って交代しました。すると、河合さんの表情が笑みに変わったのです。その表情を見た奥さんは「よかった！」と喜びました。ＴＨＰは「こんな方法もあるんですね。勉強になりました」と安部先生に感謝を伝えました。

ＴＨＰの体位交換は「患者さんの身体を抱えて向きを変える」という方法で、安部先生は「敷布を手前に引くことで身体を回転させる」という方法でした。どんな方法でもいいですが、患者さんが笑顔になれる方法がいいですね。

それからしばらくの間、みんなで楽しくおしゃべりをしていました。私は河合さんの手を握りながら、こっそりと脈を測っていました。すると脈が徐々に弱々しく、遅くなっていくのを感じました。

そこで帰り際、玄関先で奥さんにこう伝えました。

「間もなくですよ。今なら声も届くから、ご家族だけでお別れをしてね。この時間《とき》が大切ですよ」

奥さんが頷いたのを確認して、私たちは帰りました。

その30分後のことでした。

「先生、河合さんの呼吸が止まったみたいです」

と、訪問看護ステーションから電話がありました。

私は呼ばれることを想定して近くの患者さんの家にいたので、その患者さんの診察を終えてから河合さんの家に向かいました。

私たちが到着すると、河合さんは穏やかな表情で旅立たれていました。

私が死亡確認を終えて帰ろうとした、その時です。

奥さんが、「先生、ありがとう。よかった、ありがとう」と言って、私にハグをしてきたのです。

しばらくの間、暖かい時間《とき》が流れていました。

河合さんが最期に癒やされて旅立たれたこと、そしてお別れをする時間《とき》が持てたことを、ご家族はとても喜ばれていました。私もそのことを嬉しく思いました。

同時に、河合さんと安部先生のおかげで小笠原内科の在宅医療の質がまた一つ高まったことにも感謝をしました。安部先生は今、ＴＨＰとしても活躍されています。

多職種が患者さんを中心として輪になって支えるのが在宅医療です。医師は治療、看護師は身体と心のケア、ヘルパーは介護、リハビリ専門職はリハビリ、ケアマネジャーは生活支援など、専門職にはそれぞれ得意分野があります。

前著には、在宅医療は「輪《わ》・和《わ》・話《わ》」と「笑う医療」だと書きました。質の高い在宅医療は、患者さんとご家族を笑顔にしてくれます。

「最期まで家で笑って生きたい」

そんな願いを叶えるためにも、すべての職種が垣根を越えて教え合い、支え合える教育的在宅緩和ケアが広がることを願っています。

今回は、透析の患者さんの在宅医療をお伝えしました。多くの人が「透析は死ぬまで続けるもの」だと思っているようですが、そんなことはありません。

次は、透析をやめて自分らしい生き方を選択した患者さんのお話です。

「いのちの長さ」と「いのちの質」

余命宣告を受けた患者さんにとって、大切なことはなんでしょうか。

「いのちの長さ」？　それとも「いのちの質」？

多くの人にとってはすぐに答えられない質問かもしれませんが、余命宣告を受けた人にとっては目の前にある選択です。それがどんな選択であっても、本人の願いが叶うことが一番だと思っています。

- 小西さん（78歳・女性）
- 病名……腎不全（末期）、敗血症《はいけつしょう》、脳梗塞、難聴、全身衰弱
- 医療資源……人工透析
- 同居の家族……次女

ある日のこと、小西さんの長女、次女、妹さんが相談外来にやって来ました。

「今日はどうしたの？」と尋ねると、次女が涙を浮かべながら話し始めました。

「先日、母の入院先の看護師さんから、『お母さんが敗血症になって、血圧が70まで下がっているので、いつ死ぬかわからない』と電話がかかってきたんです。病室に駆けつけると、母は驚くほどやつれていました。私が『お母さん！』と声をかけると、母は消え入りそうな声で『家に帰りたい』と言いました。

翌日、姉が病院へ行くと、母は姉に向かって『あなた誰？』と言ったそうです。姉はひどくショックを受けていました。

毎日でも母に会いたいのに、コロナの感染対策で面会は1日1人、たったの10分と決められています。母とこのままお別れなんて耐えられません！　どうしたらいいでしょうか」

「そうだったんだねぇ。だったら、家に連れて帰ったら？」

「でも、人工透析をやめたら死にますよね？」

「人工透析をやめると1週間くらいで亡くなると思うけど、このまま病院にいてもすぐに亡くなると思うよ。それにね、病院は病気を治すこと、死なせないことが使命だから、死ぬとわかっていても苦しむとわかっていても、延命治療をすることが多いんだよ。お母さんはどんな生き方を望んでいるのかなぁ」

私は病院で働いている時、〝患者さんを死なせることは医療の敗北〟だと思っていました。しかし、在宅医療を経験し、〝いのちの不思議さ〟を学んだことで、死は抗《あらが》うことのできない摂理であり、敗北ではないことに気づきました。だから、人生そのものを敗北にしない生き方を選んでほしいのです。

私の言葉に、三人は顔を見合わせ「みんなで話し合ってきます」と足早に帰っていきました。

翌日、「母を今すぐ退院させたい」と次女から連絡がありました。

私は主治医に、緊急退院とソル・メドロールの注射をお願いし、受け入れの準備を始めました。小西さんは即日退院することができました。

ここからは、小西さんの「最期の13日間」のお話です。

《1日目》緊急退院・初回往診

この日、初回往診に行くと、小西さんはベッドで横になっていました。

娘さんたちは、そばで見守っています。

「母の笑顔を久しぶりに見ることができました。あとどれだけ生きられるのでしょうか」

長女は複雑な表情を浮かべています。

「そうだねぇ。家に帰ると生きる希望が湧いて、寿命が延びる人も多いから、お母さんには好きなものを食べて、好きなことをして楽しく過ごしてもらうといいよ。娘さんたちは、暖かい気持ちで支えてね」

すると長女が桃を切ってきたので、小西さんは一切れ〝パクッ〟と食べました。

「わあ、おいしい！　先生も一緒に食べようよ」

「うん、食べよう食べよう！　僕、桃が大好きなんだよね」

「先生も？　私も大好物なの。あ〜、おいしいねえ」

喜ぶ小西さんを見て、次女は涙ぐんでいました。

「退院させて本当によかった。姉のこともわかるようになったみたいです。これからは、姉と二人で母の面倒を見ます」

帰り際、小西さんは手を振って私を見送ってくれました。

《2日目》「お別れパンフ」

この日、小笠原内科の医師が訪問すると、小西さんはご機嫌だったそうです。

「先生、こんにちは。今日はいい天気だねぇ」

「小西さん、こんにちは。いい天気だね。今日の調子はどうですか？」

医師が尋ねると、小西さんは笑いながらこう答えたそうです。

「今朝ね、『椅子に座って朝食を食べたい』と言ったら、娘たちが目を丸くして驚いたの。それがおかしくって、今日はずっと笑っているんだよ」

娘さんは苦笑いしながらも、嬉しそうです。

「だって病院では寝たきりだったんだから、驚きますよねぇ」

「座って食べるとおいしいね。病院のベッドの上で食べるのとは大違い。大好きなパンも温かいし、幸せ。娘たちにも毎日会えるし、もうこの世に未練はないの」

「元気な人に、お迎えは来ませんよ」

医師が笑って答えると、小西さんもつられて笑っています。

「あ、明日は孫が来るんだった！　だめだめ、孫に会うまでは死ねないよ」

「それは楽しみですね！　入院中はお孫さんにも会えなかったでしょう？」

「うん。コロナって本当に嫌だね。誰にも会えないし、看護師さんと話もできないの。毎日消毒ばかりされて、気持ちのいいもんじゃなかったよ。消毒はするのに、髪の毛は洗ってくれないんだから、おかしいよねぇ」

入院生活を思い出したのか、小西さんの眉間にシワが寄りました。

「でもね、今は毎晩、娘がホットタオルで髪の毛を拭いてくれるから、気持ちが良くて極楽だよ。手伝ってもらえばトイレにも行けるし、着替えだってできる。いつまで生きとれるかわからんけど、やっぱり家がいいからね。

そうそう、私ね、透析の予約をキャンセルしたの。病院にはもう行かないよ」

小西さんの表情からは希望が感じ取れた、と医師は私に話してくれました。

不思議なことですが、家に帰るだけで元気になる人がたくさんいます。家には暖かい空気、生活の匂い、家族の笑い声があり、そのすべてが癒やしになるからかもしれません。

医師は診察を終えると、娘さんたちに言いました。

「お母さんは重篤だし、透析をやめたので、1週間ぐらいで亡くなると思います。

心の準備ができるように、今日は訪問看護師が看取りのお話をしますね」

お別れパンフを手渡された娘さんたちは、母親にこれから起こりうる変化や旅立ちまでの過程などを伝えられると、

「覚悟はできています。退院してから母が嬉しそうなので、もう十分です」

と、目に涙を浮かべていました。

《5日目》訪問診療

この日、私が訪ねると、小西さんはお孫さんの話をしてくれました。

「昨日、大阪に住んでいる孫が来てくれてね、有名なパン屋さんのパンを買ってきてくれたの。今朝食べたらとってもおいしくて、朝から元気が出たよ」

「大阪から!?　それはよかったねぇ」

「ほんと！　明日は、名古屋に住んでいる孫が来てくれるんだよ。こんなにも孫に会えるなんて娘たちのおかげ。嬉しいよ」

小西さんが嬉しそうに話すので、私はこんなお願いをしてみました。

「実は僕も嬉しいことがあったんだ。今年『ヘルシー・ソサエティ賞』に選ばれ

たんだけど、授賞式が11月に決まってね」

「それって、どんな賞なの？」

「国民が健やかに暮らせるように頑張った人に贈られる賞なんだって」

「へえ、すごいねぇ」

「小西さんもビデオ出演してみない？　いい思い出になると思うよ」

「えっ。ちょっと恥ずかしいけど、それまで生きていられたら出ようかな」

そう言って小西さんは笑いました。そして帰り際、

「先生、おめでとう！」

と、ピースサインで見送ってくれました。


《7日目》「PCA」

早朝、次女から「母の体調が悪そうです」と連絡があったので、小笠原内科の医師がすぐに往診しました。

医師は、訪問するなり小西さんからこう言われたそうです。

「今日は、なんとなく胸が苦しいの。もう、サヨナラかなぁ」

「それじゃあ、医療用麻薬のモルヒネを使いましょうか。楽になりますよ」

医師がそう提案すると、娘さんたちは少し驚いたようです。

「麻薬ですか!?　大丈夫なんですか？」

「大丈夫。医療用で中毒にならないように安全に作られていますよ」

「わかりました……。母が楽になるならお願いします」

娘さんたちが納得してくれたので、今度はＰＣＡポンプを見せながら「ＰＣＡ」の説明をしました。

「モルヒネはね、この機械を使って24時間持続して注入します。ここにボタンがついていますね。このボタンを押すとモルヒネが追加で注入されますよ。痛みや苦しみが出た時は、ボタンを押してくださいね。

何度押してもいいですよ。押しすぎても眠くなるだけで死ぬことはないから安心してくださいね。痛みや苦しみを取るほうが大切ですよ」

医師は、ＰＣＡポンプを設置して帰っていきました。

医師から話を聞いた私は、その日の午後、小西さんを訪ねました。すると、小西さんはいつもどおり、朗らかでした。

「あれ、モルヒネが効いたみたいだね」

「さっき一度だけボタンを押してみたんだよ。でも、そろそろお別れかなぁ？」

「まだ大丈夫だと思うよ。そういえば、昨日はお孫さんが来てたんだって？」

〝孫〟という言葉は、小西さんのお元気スイッチです。患者さんが不安を感じている時には、気持ちが明るくなるような声かけをすることも、心のケアです。

案の定、小西さんの表情は、パッと明るくなりました。

「そうなの。先生、聞いてもらえる？　孫がね、お嫁さんを連れてきたんだよ。やっと会えたのよ」

するど、長女が会話に入ってきました。

「私の息子は、母が入院してから入籍したんです。『おばあちゃんに会わせてあげたい』と言っていたけど、あのころは面会謝絶だったから半分諦めていたんです。息子も本当に喜んでいました」

「それは嬉しいよねぇ」

私にも孫がいるので、つい実感がこもります。

すると今度は、次女がぽろぽろと涙を流しました。

「先生、母は毎朝、『日が昇ったね。今日も私は生きとるねぇ。今日も娘とご飯が食べられる』と言って喜んでくれるんです。その言葉を聞くたびに、退院させてよかったって思うんですよ」

その後ろで、小西さんはまたピースをしていました。

《８日目》笑う門《かど》には福来《きた》る

この日は、ヘルシー・ソサエティ賞の授賞式用の撮影日でした。昨日のこともあるので、訪問前に次女に電話をかけました。

「お母さんの調子はどう？」

「今日は元気です。孫が撮影を見たいと言って遊びに来たからだと思います。皆さんで来てください」

その言葉を聞いて、私はカメラマンたちと訪問しました。到着すると、小西さんは寝ていました。「撮影は今度のほうがいいかな」とみんなで話をしていると、小西さんが「あれ？」と目を覚ましました。

そこで撮影を始めると、小西さんはおしゃべりが止まりません。見かねたお孫さんが「おばあちゃん、ほどほどにね」と声をかけると、家中が笑いに包まれ、暖かい空気の中、撮影は無事終了しました。

撮影が終わると、長女が思い出したようにこんな話をしてくれました。

「病院で母から『あなた誰？』って言われた時は、本当に悲しくて涙が止まりませんでした。でも家に帰ってからは、私の名前を呼び、『ありがとう』と言ってくれたんです。今度は嬉し涙が止まりませんでした。今、こうやって一緒に過ごせて、母の笑顔も見ることができて、私も幸せです」

その場にいた誰もが、目を潤ませながらその話を聞いていました。

《9日目》体位交換

この日、私が次女に電話をかけると、いつもと様子が違います。

「元気がないね。どうしたの？」

「はい。少し寝不足なんです」

「どうして寝不足なの？」

「母は自分で寝返りが打てないから、夜中に体位交換をしているんです」

夜中に体位交換をしていると聞いて、私は驚きました。

「えっ？　眠っているのに起こすなんてかわいそうじゃない？」

「でも、病院の看護師さんは2時間おきに体位交換してましたよ。床ずれができるから必要だって……」

床ずれ（褥瘡《じょくそう》）とは、同じ姿勢で寝続けることで、圧迫された箇所の皮膚が壊《え》死《し》することです。寝返りが打てないと床ずれができるので、体位交換が必要です。

「それが病院のルールだからねぇ。お母さんは昼間はちゃんと起きているんだから、床ずれはできないと思うよ。もしできたとしても、眠ったほうが笑顔になれるよ」

「寝返りが打てなくて、苦しそうな時もあるんです」

苦しんでいるなら体位交換は必要です。でも、慣れない人が続けると肉体的にも精神的にも負担が大きいので、ほかの方法を見つけることが大切です。

そこで私は、こんな提案をしてみました。

「じゃあ、皮膚・排泄《はいせつ》ケア認定看護師（WOC《ウォック》ナース）に相談してみたら？　きっと力になってくれるよ」

その後、私の指示を受けて小西家を訪問した小笠原内科の皮膚・排泄ケア認定看護師は、娘さんたちにこんなアドバイスをしました。

「質のいい睡眠を取ることは、お母さんにとってもご家族にとっても大切ですよ。みんなが安心して眠れるように、自動で体位交換をしてくれるエアーベッドを使ってみましょう。介護保険が使えるので、安く借りられますよ」

「そんな便利なものがあるんですね！　ちなみに、費用はいくらぐらいですか？」

「小西さんは介護保険が1割負担なので、月に1000円ぐらいですよ」

「そんなに安いんですか!?　それで母が楽になるなら、すぐに借りたいです！」

その後、エアーベッドのおかげで、みんなが熟睡できるようになりました。

《12日目》

午前中、次女に電話をすると、こんな話をしてくれました。

「昨日、訪問看護師さんがアロマセラピーをしてくれたんです。母はとてもリラックスできたみたいで、久しぶりに母と姉と三人でおしゃべりができました。いつもの母らしい冗談も出て楽しい時間でした」

「よかったねえ」

「でも、夜中の3時頃になって、母が急に『息が苦しい』と言い出して……。いつもと違って荒い息だったので、驚いて訪問看護ステーションに電話すると、訪問看護師さんから『座薬を入れてください』と言われ、使ったら落ち着きました。ぐっすり寝たらそんなことも忘れてしまったのか、朝からアイスクリームをおいしそうに食べていましたよ」

「心配なことがあれば、なんでも訪問看護師さんが教えてくれるからね。間違っても、119番に電話をしたらだめだよ」

「はい！　母の願いが叶わなくなるんですよね」

「そう。救急車を呼んだら、お母さんは今度こそ家に帰れなくなるからね。午後になったら、様子を見に行くね」

私はそう約束し、電話を切りました。

午後になって私が訪問すると、小西さんが手招きをしながら迎えてくれました。

こんな日は、私たちの会話も弾みます。

「先生、私、まだ生きとるねぇ」

「ほんとだねぇ。この調子なら、ヘルシー・ソサエティ賞の授賞式まで生きられるかもしれないよ。小西さんの晴れ舞台だからねぇ」

「それまで生きとれるかなぁ。照れくさいけど、観てみたい気もするね」

「僕も楽しみだよ。だって小西さん、〝ピースピース！〟っておどけてたじゃない？　カメラマンさんたち大爆笑だったよね。きっといい映像が撮れてると思うよ〜。そうそう、また3日後にあのカメラマンさんたちと一緒に来てもいい？」

「もちろんいいよ。私が生きていたらね」

「また一緒にピースしようよ。でも、だめだったらその時は、娘さんたちとピースするね〜」

「やだよ！　私も一緒にピースするんだ！　それまでは頑張って生きるよ！」

その日、小西さんは今までで一番大きく手を振って、私を見送ってくれました。

《13日目》旅立ち

この日、小西さんは旅立たれました。退院してから13日目のことでした。

私が訪ねると、次女が最期の様子を教えてくれました。

「先生、母は、ベッドを囲んでいた孫たちを見渡して、孫の名前を一人ずつ呼んで、『最期に会えてよかった』と微笑んだんです。そして、スーッと旅立ったんですよ。みんなで見送れたなんて、本当に奇跡のようです。何一つ悔いはありません。今から母が好きだった着物を着せて、みんなでエンゼルケアをします」

「あなたたちが、お母さんに笑顔をプレゼントしたんだよ。最高の親孝行ができたねぇ」

私がそう話すと、娘さんは嬉しそうに微笑みました。

大好きな家に帰って、朗らかに生きて、清らかに旅立ち、笑顔で見送ってもらえる。多くの人が望む最期を、小西さんは叶えました。

みんなにお化粧をしてもらった小西さんは、優しい顔をしていたそうです。

2か月後、ヘルシー・ソサエティ賞の授賞式で、ピースをしながらインタビューに答える小西さんの様子が映し出されました。

そこには、「笑顔で好きなことをしている人は長生きできるよ」と話しかける私に、「じゃあ、表彰式までもつかもねぇ」と指切りげんまんして笑う小西さんの姿もありました。まるで昨日のことのように思い出されます。

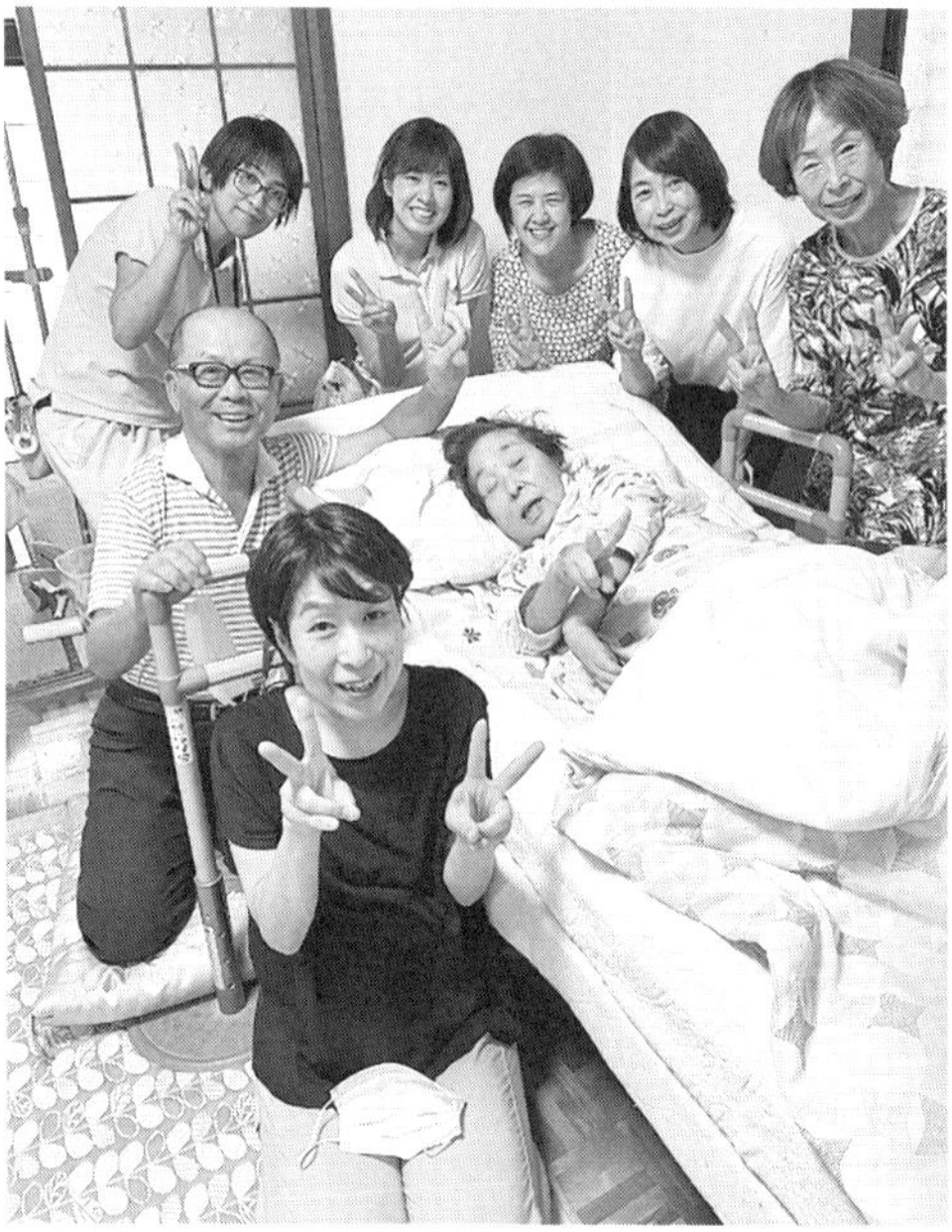

家に帰り、〝笑顔でピース〟をする小西さん。二人の娘さん、妹さん、訪問看護師、著者も一緒に笑顔でピース！

娘さんの悲痛な叫びから始まった、小西さんの在宅医療。家に帰ってからの生活は13日間でしたが、あの笑顔が映し出された時、娘さんたちが「いのちの長さ」ではなく、「いのちの質」を選んだことは、間違いではなかったと確信し、私は目頭が熱くなりました。

「透析をやめると、1～2週間ほどで死ぬ」というのは事実です。ですから、まだ何年も生きられる人や体力のある人は透析が必要です。でも腎不全の末期の人は、透析を続けていても近いうちに死を迎えます。もし、透析をしている最中に心肺が停止すると、病院で苦しい延命治療を受けることになります。

「いのちの長さ」と「いのちの質」のどちらを選ぶことが幸せなのかは人それぞれだと思いますが、最期まで笑って生きる選択肢があることを覚えておいてほしいと思います。

「好きなところで最期まで生きること」は、誰にでも与えられている権利です。

在宅ホスピス緩和ケアが広がることで、一人暮らしでも、末期がんでも、重症心不全でも、お金がなくても、幸せな生き方・死に方・看取りができるような日本になることを心から願っています。

娘が見た〝なんとめでたいご臨終〟

ここまで読んでくださってありがとうございました。私は、前著と本書の執筆協力をしました著者の娘です。

私は小笠原内科で15年間往診などの運転手をする中で、父が患者さんの願いを叶えるために学び続けたり、培《つちか》ったノウハウを誰にでも惜しみなく伝えたりと、在宅医療に真摯《しんし》に向き合う姿を見てきました。その父が本を書くことになり、間近で接してきた私だからこそ伝えられることがあるのではないかと思い、文章を書くプロではありませんが執筆を手伝いました。

父が手書きで書いた文章や話してくれたことを読みやすいように整えながら、パソコンに打ち込み原稿にしました。原稿に目を通した父は、診察を終えてから赤字を入れたり、思いや事実と違うところは私に繰り返し説明したり、自宅で一緒に食事をしながら患者さんの話をしてくれました。これらを何度も何度も繰り返して、約2年がかりで本書を完成させました。

ここでは、私が初めて見た、〝なんとめでたいご臨終〟についてお伝えします。

私が運転手を始めたきっかけは母でした。母は、目が悪くて運転を控えている父のために、自宅から小笠原内科まで送迎したり、往診などの際の運転手をしたり、父が住職を務めるお寺のことをしたりしていました。そんな母を見て、〝私も何か手伝えたらな〟という気持ちになり、運転手を申し出たのです。

私が運転手を始めてからしばらく経《た》ったある日のことでした。父を患者さんの家の前で降ろし、いつものように車の中で待機していると、父から「ちょっと来て」と電話で呼ばれたのです。私はとても緊張しました。

患者さんの家に呼ばれるのが初めてだったということもありますが、一番の理由は、その患者さんが末期がんだったからです。

〝患者さんの苦しそうな顔を見るのは辛いなぁ〟と、少しためらいながら玄関のドアを開けると、「こっち、こっち」と父の声が聞こえました。声がした部屋へ入ると、患者さんが父や訪問看護師さんとおしゃべりをしていました。

私はその光景に驚きました。なぜなら、患者さんが笑顔だったからです。

驚いたのはそれだけではありません。伝えるのが難しいですが、部屋の空気が優しく感じられたのです。私が戸惑っていると、「写真を撮って」と父から言われました。私が携帯電話で撮影すると、父は患者さんにその画像を見せました。

「いい笑顔だねぇ。今度、プリントして持ってくるね」

「ありがとう。楽しみにしてるよ」

と、患者さんは笑っていました。

私にとってこの日の出来事は、とても衝撃でした。


それから数か月後、もっと驚く出来事がありました。

それは患者さんが亡くなった日のことです。いつものように車で待機していた私は父から呼ばれ、また写真撮影を頼まれたのです。

〝患者さんが亡くなったばかりなのに写真!?〟

私は不謹慎な気がして、躊躇《ちゅうちょ》していました。ところが父とご家族は、ご遺体を囲んで微笑んでいます。違和感を覚えながらもシャッターを切ったその瞬間、なんと全員がカメラに向かって〝笑顔でピース〟をしたのです。

大切な家族が亡くなった直後に、ピースをする気持ちになれる……。

この日はまったく理解できませんでしたが、その後、同じような場面に何度も立ち会うたびに、在宅医療の素晴らしさを感じるようになりました。

「看取《みと》った直後に笑顔でピース！」は体験した人でなければ理解しづらいことだと思いますし、不謹慎だと思われる方もいらっしゃるでしょう。けれども私は、「なんとめでたいご臨終」という言葉そのものだと感じています。

父は今年、75歳になります。男性の平均寿命を考えると、近い将来、父自身が生き方の選択を迫られる時が来るでしょう。

母は、「お父さんは最期までこの家で暮らしたいみたいよ」と言っていました。

この本を手に取ってくださった皆さんも、そして父自身も、最期まで家で笑って生きられますように……。

そして誰もが、「なんとめでたいご臨終」を叶えられますように。

おわりに

「おじいちゃん、また本を書いているの？」

ある日のこと、小学生の孫が私の妻に、そう尋ねたそうです。

「そうだよ。頑張って書いているよ」

「どうして本を書くの？　お金が欲しいから？」

妻は、「違うと思うけど、おじいちゃんに聞いてみたら？」と答えたそうですが、孫はそんな質問をしたことさえ、すっかり忘れているようです。

私が本を書く理由は、「最期まで住み慣れた家で、笑って生きて笑って死にたい」という願いを一人でも多くの人に叶えてほしい、そして、子どもたちが希望の持てる日本になってほしいと願うからです。

私は本書にこんなことを書きました。

「質の高い在宅医療、つまり『在宅ホスピス緩和ケア』を受けると、患者さんの願いが叶い、ご家族は笑顔になり、医療費が削減できて子どもたちを救う」

今の日本は、超高齢社会への突入によって医療費や介護費などの社会保障費が膨れ上がっています。２０２５年には、国民の４人に1人が75歳以上の後期高齢者になると予想され、日本の財政はさらにひっ迫します。

でも日本には、ほかの医療と比べても、笑顔になれて、費用も安い在宅ホスピス緩和ケアという素晴らしい医療があります。

在宅ホスピス緩和ケアが広がるにはまだまだ課題もありますが、近い将来、誰でも受けられるようになって、日本を救ってくれると信じています。


僧侶になって65年、医師になって50年、在宅医になって33年。数々の経験を通じて、私はこんなことを学びました。

「ところ定まればこころ定まる」

生まれる所は決められないが、死ぬ処《ところ》は自分で決める。〝ここにいたい〟と願うところで、朗らかに生きて清らかに旅立てた時、「希望死・満足死・納得死」が叶うのだと思います。

本書を読まれた皆さんは、生き方の選択肢が増えたことでしょう。最期の願いを叶えるために、病気の人もそうでない人も、日頃から最期の生き方について家族と語り合い、こころ安心の人生にしてほしいと思います。

私は、在宅ホスピス医として講演会に呼ばれることが増えましたが、その最後に行うことがあります。

それは、本書で紹介した「あくび体操」です。

私の呼びかけで、それまで講演を聴いていた人たちが立ち上がります。みんなで両手を上げ、「あ〜あ！」と大きな声を出してあくびをすると、自然と笑みがこぼれます。

そして、私がこんな質問を投げかけると、ピースサインで応えてくれるのです。

「幸せになりたいですか？」

「イエ〜イ！」

「どこで死にたいですか？」

「イエ〜イ!!」

笑って生きて、笑って死にたい。

それは、誰もが少なからず願っていることだと思います。

「笑う門《かど》には福来《きた》る」

これは、これまでたくさんの患者さんと接してきた私の実感です。楽しいことばかりの人生ではないですが、いつも笑って生きたいものですね。


出版に際し、ご協力いただいた患者さん、ご家族の皆様、小笠原内科・岐阜在宅ケアクリニックのスタッフ、前著・本書の二度にわたって私の想いを伝える機会をくださった小学館の橘高真也さん、執筆を手伝ってくれた娘のさちこさん、本書に携《たずさ》わってくださったすべての皆様に心から御礼申し上げます。

２０２３年２月15日　感謝の日々　暖かく

小笠原文雄

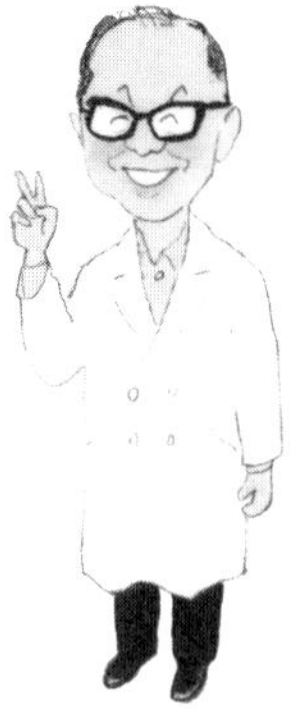

小笠原文雄（おがさわら・ぶんゆう）

1948年岐阜県生まれ。医学博士。小笠原内科・岐阜在宅ケアクリニック院長。日本在宅ホスピス協会会長。元名古屋大学医学部特任准教授。岐阜大学医学部客員臨床系教授。名古屋大学医学部卒業。名古屋大学第二内科（循環器）を経て、89年に岐阜市内に開院。在宅看取りを1800人以上、一人暮らしの看取りを120人以上経験。在宅看取り率95%を実践している。2020年、第16回ヘルシー・ソサエティ賞「医師部門」受賞。著書に『なんとめでたいご臨終』、共著に『上野千鶴子が聞く 小笠原先生、ひとりで家で死ねますか？』がある。

販売 中山智子　宣伝 内山雄太

制作 尾崎弘樹　編集 橘高真也

最期《さいご》まで家《いえ》で笑《わら》って生《い》きたいあなたへ なんとめでたいご臨終《りんじゅう》2

二〇二三年三月二十一日　初版第一刷発行

二〇二三年八月二十三日　第三刷発行

著者　小笠原《おがさわら》文雄《ぶんゆう》

発行者　川島雅史

発行所　株式会社小学館

〒一〇一-八〇〇一　東京都千代田区一ツ橋二-三-一

編集 〇三-三二三〇-五五八五　販売 〇三-五二八一-三五五五

DTP　株式会社昭和ブライト

印刷所　大日本印刷株式会社

製本所　株式会社若林製本工場

ISBN 978-4-09-388898-1